世界はまた彩りを取りもどす

難病ＡＬＳ患者佐々木公一が拓いた
「普通に生きる」

玉居子泰子 著

ひとなる書房

プロローグ
まばたきの向こうに見える世界へ

はじめて佐々木公一さんの自宅を訪れたとき、私は緊張していた。

体が動かない。声も出せない。呼吸器をつけていて、普段は車椅子かベッドにいる。それが、彼について知っているわずかな情報だった。

ＡＬＳ——筋萎縮性側索硬化症という難病指定の神経疾患を発症して二四年。七二歳の今も自宅で療養生活を続けているという。神経細胞や神経繊維が少しずつ壊れていくこの原因不明の病気のために、自分の意思で動かせるはずの筋肉は、もうほとんど動かすことができなくなっている。ただしＡＬＳの特徴として、感覚神経や自律神経、脳の働きに支障はなく、「見る・聞く・感じる・考える」能力はまったくおとろえていない。いわば「全部がわかっている」状態で体だけが動かなくなるということだ——それは、あまりに残酷なことに思えた。

そもそも、会話ができない人とどうやってコミュニケーションをとり、取材をすればいいのだろう。どうやら文字盤という道具があるらしく、ヘルパーが手伝ってくれるというが、それは通訳のようなもの？

意を決してインターフォンを鳴らし、妻の節子さんに迎えられて家に上がると、居間続きの部屋の奥で、ベッドに横たわる人が見えた。じっとして動かない。目を閉じているようにも見える。眠っているのだろうか？

「お父さん！　ライターさんがいらっしゃったわよ」

節子さんが声をかけると、彼はヘルパーに体を起こされ、車椅子に移動させてもらって、こちらにやってきた。

真正面に座った佐々木さんの目はしっかりと開かれていた。眠ってはいなかったのだ。

「はじめまして。どうぞよろしくお願いいたします」と私が言うと、まぶたがパチンパチンと二回閉じられた。目尻に大きなシワがよって、佐々木さんはゆっくりと私を見て笑った。

その二回のまばたきと微笑みに、緊張が解けた。

子どもを育てながら妊娠・出産、育児についての記事を多く書いていた私にとって、人が生まれて育つことは、それだけで奇跡だと感じるようになっていた。いい意味ばかりじゃない。生まれてくるまでに、母子ともにさまざまなトラブルにあうこともあれば、子どもが生まれてすぐに障害や病いにみまわれることもある。なにごともなく健康に育っているようにみえても、大小さまざまな困難がつきものだということを、自身の育児や仕事を通じてイヤというほど知るようになった。子どもたちを通じて、命を見つめているうちに、いつの間にか、障害を抱えた人たちや、深い悩みを抱えた親を取材する機会も増えた。

突然難病に侵され、次々と襲う困難に向きあいつづけてきたという、佐々木公一さんの人生を知りたいと思い、同時に、彼を支えつづける家族や介護者のあり方を知りたいと思って、今、私は彼の前に座っていた。

この人のことをもっと知りたい。

彼が動かない体のなかで感じていること、その瞳から見える世界を教えてほしい。

その日から、佐々木さんと、彼を取りまく人たちの日常に、私は足をふみいれた。

もくじ

第二章　告知　～壊れていく世界～　43

第三章　再生　～役割を取りもどす～　75

第四章　生きつづける　～ＡＬＳ患者の選択肢～　105

第五章　つながる　～かけがえのない「普通」～　139

＊各章の扉にあるＱ＆Ａは、佐々木公一さんの看護・福祉学校講演に際して交わされた質疑応答の一部を抜粋している。

Q

一日がはじまる「朝」と、
一日が終わった「夜」。
どちらが好きですか？

第一章 日常

～ＡＬＳ人生、けっこう楽しい、忙しい～

A

これからはじまる朝が断然好きです。
明日の目標を考えて、
朝を待ち遠しく感じています。

一日のはじまり

朝が、はじまる。
この家の朝は早い。一日のスケジュール表には「五時起床」と書いてあるが、彼はたいてい四時台には目を覚ます。部屋には、シュー、ボーッという呼吸器の音がかすかに、しかし、断固とした調子で流れている。佐々木公一さんが体内に空気を送りこんでいる証拠だ。
瞳を開けても、彼の体は動かない。まぶたをわずかに動かすだけだ。ひたいに取りつけられたセンサーが動きを察知すると、コールが鳴る。

ピーピーピー！

音が鳴るとすぐ、徹夜で介護をしていたヘルパーがそばに駆けよる。コールのスイッチを切り、音を止めてから、横たわる公一さんに静かに尋ねる。

「吸引しますか？」

うっすらと開いたまぶたが、キュッと閉じられる。「イエス」の合図だ。

ヘルパーは手際よく、公一さんの喉にからまった痰を吸いとる準備をする。正確には喉から気管に通っているカニューレと呼ばれる太い管から痰を取る。手を消毒してから、呼吸器と喉の接続部分にあるバルブを開け、体の内側へと細長いチューブを差しこむ。吸引機のスイッチを入れると、空気を吸う音と、ジュジュジュジュと痰を吸う音がする。公一さんは無表情だが、時折えづくように顔をしかめる。ヘルパーは動じることなく、慣れた手つきでカテーテルをクルクルと回しながら痰を吸いとっていく。


ピポピポ、ピポピポ、ピポピポ。


呼吸器が一定時間外れていることを知らせるアラームが鳴る。ヘルパーは動じることなく、吸引がすむと手際よく呼吸器をまたバルブに取りつける。

「よく眠れましたか？」

そう問いかけることもあるが、もちろん返事はない。

公一さんがよく眠れたわけではないことは、ヘルパーも知っている。夜間ほぼ一時間ごとに吸引を行い、体を横向きにして背中やお尻をさすり、一定時間稼働すると電源が落ちる足元のマッサージ機を二台交互に使って一晩中動かしつづけていたのは、ほかでもないヘルパー自身だからだ。今日もいつもと同じくらいに、公一さんが眠れない夜を過ごしていたことは、ヘルパーが一番よくわかっている。

それでも、悪くない顔色を見てホッとする。無事に夜がすぎた。ベッドの前においてある大画面のフラットテレビのスイッチを入れ、ニュース番組を流しながら、食事の準備に取りかかる。

「ラコールにしますか?」

またまばたきが返ってくる。

ラコールというのは、「ラコールNF」という商品名の経管栄養剤のことだ。腹部に開けた胃ろうと呼ばれる穴から、チューブで直接胃に液体状の栄養剤を送る。公一さんは飲みこむ力がかなり弱くなったため、六年前に胃ろうを設置して以来、すべての食事をこれでまかなっている。タンパク質、油分、糖分、ナトリウム、カリウム、マグネシウム、鉄分、ビタミン、葉酸などさまざまな成分が配合されたもので、チューブで流しこむとはいえ、栄養満点の立派な朝食だ。

三〇分かけて胃ろうに五〇〇ccを流していく。その間、少しずつ目を覚ましてきた公一さんとヘルパーがニュースの内容について意見を交わすこともある。といっても、ヘルパーの意見に、公一さんがまばたきで同意するくらいだが。

公一さんの手足を持ちあげてマッサージをしたり、曲げ伸ばしを手伝ったりして、血流をよくすることもある。

「たとえばベッドに横たわるとき、手はつねに下向きになり、指先が布団に沈みます。足や手も同じように沈みます。自由自在に体を動かせた頃と比べて、一ミリたりとも自由に動かせない今の自分の体は、とても重く感じます。私は（介護者に）できるだけ体を大きく動かしてもらうようにしています」

（ある看護学生からの「体は重くないのですか？」という問いに答えて）

栄養剤がすべて入りきった頃、公一さんの目がヘルパーを捉える。ヘルパーがさっと取りだした透明の板「文字盤」には、「あ」から「ん」までのひらがなが書いてある。それを公一さんの目の高さに掲げ、視線の動きが止まる字を一音ずつ読みとり、彼が伝えたい言葉を探す。

「あ、い、…『い』…さ、し、す…『す』。椅子に座りますか？」

空が白む頃、約五七キロの体の上半身を起こす。ヘルパーが、ベッドの上に取りつけてある介護用リフトを動かして、ベッドのそばまでよせた電動車椅子に公一さんを移動させる。その間、彼の体は大きなエビのように、力が失われた体を重力に任せるままにだらりと垂れている。ヘルパーは彼が椅子に座ったらすぐ、体を〝正しい位置〟に置こうと調整する。上体を抱えこむように大きく前に倒しながら、お尻の位置を合わせ、居心地のよさを数ミリ単位で調整していく。少しでも体が傾いていたり、服に寄ったシワが肌に当たっていたりすると、はじめは小さな違和感が数分も経つうちに大きくなり、痛みに変わる。この体位変換は少なくとも一時間に一度、必要に応じてはもっと頻繁に行われなければならない。

ＡＬＳ患者は、痛さやかゆさといった感覚を、健康だったときと同じように抱えている。ただ、それを自分で解消することができないだけだ。

電動車椅子を大画面のマッキントッシュの前に移動させたら、電源を入れる。パソコンからつながれたセンサーを、公一さんの左頬のすぐ横、二ミリ離れたところに取りつける。遠すぎてはいけない。公一さんが首を横に動かせるのは二、三ミリが限度だからだ。公一さんは頬を使ってセンサーのスイッチを押し、画面上に流れるカーソルを一文字ずつ移動させて文書を入力していく。まずは、夜のうちに届いていたメールの返信から。何度も頬を動かし、一文字ずつパソコンに入力していく。

こうして、佐々木公一さんの新しい、普通の一日がはじまる。

ＡＬＳ患者として生きる

佐々木公一さん、七二歳。四人の子どもたちはすでに巣立ち、東京都府中市で妻の節子さんと夫婦水入らずの「二人暮らし」をしている。と言いたいところだが、カギ括弧付きにはワケがある。彼はＡＬＳ患者であり、呼吸器をつけた重度の身体障害者だ。完全介護を受ける必要があるため、ヘルパーや看護師、マッサージ師など複数の人たちがほぼ二四時間入れかわり立ちかわり佐々木家を訪れている。この在宅療養生活は、発症以来二四年続いている。

公一さんがＡＬＳと診断されたのは、一九九六年。四九歳だった。右手からはじまった筋力の低下は、徐々に範囲を広め、発症から二年後には四肢がほとんど麻痺状態になり、車椅子生活に入った。四年後の二〇〇〇年には喉の筋力がおとろえ、会話や呼吸が難しくなり、気管切開手術を受けて人工呼吸器をつけた。現在、公一さんがわずかに動かすことができる体の部位は「頬」「眼球」「まぶた」のみだ。

食事、排泄、呼吸、痰の吸引、入浴、着替え、移動、体を横たえ起きあがること、首を支えること、痒いところを掻いてもらうこと、その他すべての身体的な動作を、他人の力にゆだねて行う。

体調の変化や不調、基本的な欲求を伝える方法は、主に透明の板に五十音図を載せた文字盤か、パソコンに取りつけた意思伝達装置を使う。公一さんが使っているものは、センサーのスイッチを頬で押すことで、画面上のカーソルを一文字ずつ動かして文字入力をするものだ。文字盤を使うにしろ、パソコンに入力するにしろ、自分の言葉を伝えるには時間がかかる。それでも、公一さんは医療者や介護者、家族に、自分の要求や意図を、持てるかぎりの筋力を駆使してあきらめずに伝えつづける。

毎朝九時になると、日勤のヘルパーが到着する。洗顔や体温チェックからはじまり、食事や着替えの援助、「つねに公一さんの目が見える場所にいて、一分に一度は必ず様子を確認する」という見守りケアを行なう。何か不調が起きた際に声を出したり手足を動かしたりすることができない公一さんにとって、状態を確認しつづけてもらうことは死活問題だ。

痰の吸引や体位変換も、数分から数十分に一度は繰りかえされる。排便は、週三回。看護師がベッドの上で浣腸を使用して摘便で排泄させる。

毎日一〇時と一四時の二回、訪問看護師が体調確認にやってくる。医師による訪問診療は月二回。週一回の訪問入浴サービスを含む週三回の入浴もある。毎日午後には訪問マッサージ師がやってきて二〇分のケアをする。気持ちがよくなってウトウトと昼寝をすることもある。

二二時から明け方六時までは、仮眠交代を含む二人体制で夜勤のヘルパーが入る。夜勤はほぼ、看護学生、福祉学生を中心とした学生アルバイトヘルパーに任せられている。

これだけの介護体制をどのようにつくっているかは、第三章で詳しく載せたいが、公一さんは二四時間の継続介護を受けて生活をしている。これがＡＬＳ患者として生きる、〝必要最低限〟の日常の風景だ。

おそらく多くの人は、なんと大変なと思うかもしれない。そしてこうも思うだろう。つらくないのか、情けなくないのか、と。

佐々木公一さんの１日のケア

午前５時　経管栄養食の注入（約30分　500cc）
手足の曲げ伸ばし、尿パット交換、顔拭き
午前６時　リフトで車椅子に移動　（パソコン作業開始）
午前８時　休憩：お茶かコーヒーで水分補給（口から150cc、胃ろうから200cc）（パソコン作業再開）
午前９時　訪問ヘルパー来訪　モーニングケアの準備
見守りケア開始（つねに公一さんの目が見える位置にいて、１分に１度は公一さんの状態を確認する）
午前９時30分　訪問看護師来訪（１時間）
モーニングケア：歯磨き、髭剃り、顔拭き（車椅子で）／バイタルチェック、気管カニューレ、胃ろうのチェック、尿パット交換（ベッドで）（終了後パソコン作業再開）
午前11時30分　胃ろうから300ccの水分補給と経管栄養食の注入
午前12時　訪問マッサージ師来訪（週６日／曜日によっては午後）
午後２時　訪問看護師来訪（１時間）
イブニングケア：手足の曲げ伸ばし、ネブライザー（吸入器）・カフアシストなどによる排痰、胃ろうチェック、尿パット交換、足の曲げ伸ばし（ベッドで）／歯磨き（車椅子で）　水分補給100cc
午後３時　水分補給300cc　（パソコン作業再開）
午後４時　尿パット交換、水分補給100cc
午後５時　ヘルパー交代　車椅子からベッドへ移動
午後６時　経管栄養食注入
午前７時30分　パソコン作業再開
午後10時　歯磨き、着替え、清拭（車椅子で）　ベッドへ移動
姿勢・位置を整える、足の曲げ伸ばし（ベッドで）
午後11時30分　入眠導入剤服用、就寝

その疑問への答えは、誰もが想像するとおりだ。公一さんはもちろんこう答える。

「生活に関わるすべてを誰かの手に助けてもらわなければできない。それは情けないことです。もちろん絶望感も苦しみも悲しみも数えきれないほどありました」

だが彼は、必ずこう付けくわえる。

「ALS患者、とりわけ重症ALS患者が持っている価値、それは命だけです。もし私たちが軽視されるとしたら、それは命が軽視されることと同じです。すべての命は存在することに価値があります。たとえ体中どこも動かすことができず、目さえ閉じ、ただベッドに横たわるだけの体であっても、母であり、父であり、妻であり、夫であり、わが子なのです。かけがえのない家族であり、欠かすことのできない社会的存在なのです。だから、私は生きることを選びました。そして私以外のすべてのALS患者に、生きられるだけ生きてほしいと心から願います」

取材期間中に、私はこの公一さんの言葉を何度も耳にし、目にすることになる。あちこちで何度も尋ねられるからだ。「何もできなくなって、呼吸器につながれて生きることに絶望はしないのですか?」と。

もちろん絶望しないわけはない。だが、現在のALS患者としての公一さんは、絶望に塗りつぶされているわけでは決してない。公一さんの日常は〝必要最低限〟では終わらないのだ。

忙しい日常

ALSを発症して二四年間、命に関わる大きな病を経験したのは三年前に一度だけ。それ以外は、病と共生しながらも、公一さんは〝元気に〟生きてきた。「元気だけがとりえ」という節子さんの言葉は、難病患者にむけられるには適切ではないようだが、それでも公一さんをよく表している。

公一さんの日常は忙しい。少なくとも〝寝たきりのALS患者〟と聞いて一般的に抱くイメージとは程遠い。

佐々木夫妻は、現在、特定非営利活動法人「わの会」の運営に関わっている。公一さんは法人の理事長で、節子さんは運営を取り仕切る事務局長だ。

「わの会」の事業は五つ。一つは、障害者の自立支援に取りくんでいる「府中自立支援ネットワーク」。次に、児童を含む障害者を対象にした福祉サービスの利用計画策定等の相談支援事業。三つめは、通所介護施設（デイサービス）運営。四つめは、訪問介護事業所運営（ヘルパー派遣事業）。最後に、重度訪問介護ヘルパーとガイドヘルパーの養成研修事業がある（重度訪問介護ヘルパーは、ＡＬＳ患者のように重度の肢体障害を持つ人や、知的障害、または精神障害がある人に対し、入浴、排泄、食事などの介護や援助、生活に必要な家事、外出時の介護などを総合的に行い、ガイドヘルパーは主に視覚障害者の外出時に同行し、移動中の支援や援護、排泄や食事の介護を行う）。

公一さんの介護を担う重度訪問介護ヘルパーは、全員が「わの会」の訪問介護事業所「ヘルパーステーションあいあい」に登録されている。つまり、公一さんは事業所の利用者でありながら、法人のトップなのだ。

公一さんは理事長といっても無報酬で、年三回の理事会と月二回の事務局会議に出席し、人事・経理等の課題解決の提案を行う。これは公一さんにとっては何にも代えられない大切な仕事だ。ほかにも年四回開催している重度訪問介護者養成研修や、介護者を集めた勉強会に顔をだし、患者としての立場から意見交換を重ねる。

さらに「わの会」とは別に、毎年、春と秋には看護や福祉系の大学や専門学校からの依頼を受けて、学生たちに自らの闘病体験を語る講演会を行なっている。これは第五章で改めて詳しく述べるが、この一〇年間の活動の柱となってきた。

また、二〇一一年の東日本大震災をきっかけに、被災した福島の障害者への支援募金を募る活動「福島応援Ｏｎ Ｓｏｎｇ」を主催している。地震直後、福島のＡＬＳ患者にむけて、全国のＡＬＳ患者から励ましの言葉などが寄せ書きされた六百枚余の色紙を集めて届けに行った。色紙を送ってくれた人からは「発症して以来泣いてばかりだったが、少しでも役に立てればうれしい」という声もあった。これを機に八年間、毎月一一日には必ず府中駅の伊勢丹前の街頭に立ち、歌ったり、紙芝居を読んだりする仲間の横で、車椅子姿の公一さんが募金箱を抱える。通りすがりの親子連れや、障害を抱えた人たち、外国の人たちが立ちよって募金をしてくれる。

こうした活動だけでなく、子どもの頃から大ファンの西武ライオンズの野球観戦や、お気に入りの書店巡り、患者仲間との交流会など、楽しみのための外出も年に数回ある。

もちろんそれぞれの場所に出むくには、一人では行けないから、大型の介護車で複数のヘルパーと運転手を引きつれ、車椅子のまま車に乗りこみ移動をする。必ず、節子さんも一緒だ。公一さんと節子さんを中心に、四、五人の介護者やボランティアが寄りそって、必要なケアをテキパキとこなしていく様子は、感嘆と親しみをこめて、周囲から〝チーム佐々木〟と呼ばれている。

関わる人はときによって変わるが、〝チーム佐々木〟の存在なしには、公一さんの日常は動かないといっても過言ではない。

外出の予定がない日は、ケアを受ける合間をぬって毎日六〜八時間パソコンに向かう。書いているのは二〇〇五年から続けているブログ「週刊ＡＬＳ患者のひとりごと」（二〇一九年三月末現在四四五号）であったり、患者仲間や知人・友人とのメールやフェイスブックの投稿、メーリングリストへの発信、講演活動のための資料づくりであったりとさまざまだ。障害者の福祉制度や保険制度の改正、ＡＬＳの治療薬開発研究のニュースにはいつも注目し、情報収集を欠かさない。

趣味の読書は話題の小説から、歴史的人物を描いたノンフィクションまで幅広い。ベッドの前に置いたブックスタンドに本を立てて、ヘルパーにページを繰ってもらいながら読む。

毎日訪れる看護師やヘルパー、マッサージ師や医師と、冗談を言って文字盤で会話を楽しむのも大切な日常だ。

外出してもしなくても、公一さんの毎日はとても忙しい。

意外と少ない夫婦の時間

一方、節子さんもまた充実した日々を過ごしている。公一さんの介護をする時間がゼロとはいわないが、節子さんの日常は「わの会」の事務局長としての仕事が多くの時間を占める。〝難病患者の夫につきっきりの妻〟という、孤立した空間での家族介護のイメージと、節子さんの現在の日常はかけ離れている。

毎朝午前九時のヘルパーの出勤と入れかわるように節子さんは家を出て、車で一〇分ほどのところにある「わの会」の事務所に向かう。五つも事業を持っているだけに、スタッフとの打ち合わせや会議が休む暇なく待っている。現在四〇名近くいる利用者宅を訪問することも多く、いつも府中近辺を忙しく飛びまわっている。訪問客があれば家に戻るし、お昼時に公一さんの様子を見がてらヘルパーと一緒にご飯を食べることもある。

帰宅するのはだいたい午後五〜六時頃だ。
「たまには食事や飲み会に誘われたりもするわねぇ。そういうときは、お父さんには言いづらいからそっと出かけるの。だって、昔から人とお酒を飲んだり食事を一緒にするのが大好きな人だったんだもん。悪いかなぁ、と思うじゃない？　だからヘルパーに『黙っててね』って出かけるんだけど、すぐにバレるのよ。帰宅するとじろっとこっちを見てるんだもの」

普段は夜勤のヘルパーが、二二時ごろに公一さんをベッドに移動させるのを見届けると、節子さんは二階の自室に行く。テレビを見たり、仕事の資料を読んだりしながらわずかな一人の時間を過ごし、翌朝六時までは階下に降りてくることはない。ヘルパーが移動する音や話し声、コール音にも気がつかないという。
「全然。何も聞こえないの、本当に。私が上でドシドシ歩く音なんかは、全部お父さんたちに聞こえているみたいだけどね。上にいると不思議なことに、呼吸器が外れたときのアラーム音さえ聞こえないんですよ」と節子さんは笑う。

公一さんと節子さんが二人だけで過ごす時間は、夜勤ヘルパーが朝七時に帰宅をしてから、九時に日勤のヘルパーや訪問看護師が訪れるまでのわずか二時間ほどだ。

その間、仕事のことだけでも話すことはたくさんある。公一さんの体調確認やスケジュール調整、家族や親戚のことなど、話題はつきない。

「何を話してるかって？　それはもう、ほかの人には言えない誰かの悪口だとか、お金の算段とか（笑）。このときにしか話せないことはあるものなんですよ」

あはは、と節子さんはいたずらっぽく笑う。

夫婦喧嘩をするのもこの時間だ。

「私が一方的に怒っていることが多いですけどね。お父さんはとにかく言いだしたら聞かなくて、無理をしすぎる。みんなが大変になるでしょう。だから釘を刺さないと」

節子さんは、反論できない公一さんの隣で文句を言う。だがその声は、笑っている。

公一さんは困った顔をして、座っている。


大変だというのは、たとえばスケジュールのことだ。外出を含め、忙しい毎日を送っていると書いたが、予定が重なるときは週に二、三回外出することもある。外出時は家とは違い、ケアに必要なものが不足することもあるし、バリアフリーではない道路や建物で戸惑うこともある。移動をしながらの介護は、普段以上の注意が必要になる。なにごともなくても、疲れから体調が崩れることはあるし、そうなると本人がつらいのはもちろん、看護や介護は普段よりも大変になる。

パソコン作業の長さもそうだ。一文字一文字、頬を何度も動かして何時間も文字入力を続けていれば、それだけ疲労度は上がる。姿勢が崩れるから、何度も体位変換やマッサージが必要になる。

「公一さんがやりたいことなら喜んで手伝いたい」というヘルパーがほとんどだが、それでも節子さんはヘルパーへの負担が大きくなりすぎるのを心配している。

介護事業所の責任者として、働き手を大切にするからであり、何より〝お父さん〟の体のことを一番に気にかけているからだ。喧嘩が起こる原因の多くは、節子さんの心配による。

公一さんもわかっているからか、多くの場合は黙って聞いている。だが、あまりに言われると目で文字盤を指し、反論の準備に入る。

二人のとき、喧嘩の言葉を文字盤で読みとるのは、当の節子さんしかいない。

「妻は都合が悪くなると、文字盤を読むのを放棄する。私はたいてい不戦敗」と公一さんは教えてくれる。

よほど言いかえしたいことがあれば、「大事なことは、メール」で伝える。

「一緒の部屋にいるのに、ジャンジャンとメールがくるんですよ。もう本当にイヤになるでしょう」

そんなことを言って周囲を笑わせる節子さんだが、結局はやはり、公一さんの言葉を借りれば、「最強の応援団」の団長なのだ。

コーヒータイムも立派なリハビリ

今では介護のほとんどをヘルパーに任せている節子さんだが、唯一これだけは、と自分ですることがある。毎朝一杯のコーヒーを公一さんに飲ませることだ。

発症から四年目に気管切開手術をする際、公一さんは「咽頭分離手術」を受けた。空気が通る気管と飲食物が通る食道の入り口を分けて、気管だけを切開する手術だ。この手術のおかげで、呼吸器をつけてから一〇年以上、公一さんは口から食事を取ることができた。ここ数年は嚥下能力の低下が進み、ほぼ胃ろうからの栄養補給になってはいるが、少量なら飲み物を直接口にすることができる。

朝になるとリビングにコーヒーを淹れる香りが漂う。節子さんは自分のカップと、もう一つのマグカップにコーヒーを注ぐ。

「冷ますからちょっと待っててくださいね」と声をかけながら、自分も淹れたてのコーヒーをすすり、目を覚ます。

少し冷めたなという頃、吸い飲みのなかに二〇〇ccほどのコーヒーを注ぐ。

公一さんの口元にタオルを置き、細い吸い飲みの先を舌の上に入れてコーヒーを少しだけ流しこむ。

ひとくちずつ、ゆっくり口を動かしながら、公一さんは苦い香りを楽しむ。

どうしても口元からこぼれてしまうが、毎日の儀式のように二人はこれを続ける。

「私も下手なんだけど」と節子さんは言うが、ほかの人が同じことをするとこうはいかず、ごくわずかしか喉に入らない。

それでも毎日のコーヒータイムをやめない理由は、「味わう」楽しみを維持すること以上に、「飲む」ことへのリハビリの意味あいが強い。

佐々木家にやってくるのは、医療関係者や介護者だけではない。友人、知人、四人の子どもたちや二人の孫も機会をみつけては顔を見せてくれる。誕生会や祝いの席で、節子さんが家庭料理を振るまうこともよくある。患者仲間や家族、「わの会」のスタッフや学生アルバイトたちを集めて食事会をすることもある。そうした際に、一人だけ食べられないのは寂しいことだ。

少しでも一体感をもってその場にいたい、場に集まってくれたみんなが自分に遠慮せず楽しんでほしいと、公一さんは思う。かつては「大酒飲み」だったという公一さんは、乾杯の音頭とともに、好物の日本酒をひと口だけすする。その姿に、場がなごむ。

「自分のためでもあり、集まってくれた人たちのためでもあるんだけれどね。まあ、そんなことのために、毎日一回はこうやって、口で飲む練習をしているんですよ」

節子さんにこぼれるコーヒーをやさしくぬぐってもらいながら、照れ臭そうに、公一さんは頬をゆるめる。

日常を支える訪問ヘルパー

一日二時間だけ、夫婦二人の時間があるとすれば、つまりそれ以外の時間は訪問介護ヘルパーが公一さんの介護をしているということだ。

日中を家で過ごしているだけでも、介護者としてやるべきことは無数にある。介護用リフトを使うとはいえ力がまったく入らない体を抱え、車椅子とベッドを何度も往復させるのは一苦労だ。座って書き物をしているとがくりと倒れがちな頭部を支え、涙やよだれを拭きとる。手足や体をマッサージし、体温管理にも気をつかう。胃ろうから栄養剤を注入し、必要に応じて尿パットの交換をする。痰吸引や、体位変換は一日に何十回も行われる。

清潔と安全にはどれだけ注意をしすぎてもしすぎることはない。

重度四肢障害者への介護は、介護者の身体にも負担がかかる。それだけでなく、訪問介護は患者の生活の質を上げるために、生活に寄りそうことも求められる。患者がどんなケアをどこまで要求するかは、一人ひとり違う。公一さんの場合は、文字盤を上手に読めて意思疎通がスムーズにできることがとても重視される。必要最低限の生活補助だけでなく、パソコン作業や読書などの手伝いを求められることも多いし、あちこちに外出するため、たくさんの介護用具を持って付き添うことになる。

「もっと要求が少ない患者さんはもちろんいますよ。体位変換ひとつとっても、お父さんのようにミリ単位で何度もお願いする人は珍しいです。介護をする方は大変だと思いますよ。患者さんだって、何度も伝えるのは大変だから普通はあきらめてしまうわよね。でもあきらめないのよ、お父さんは。困ったものですよ」

ヘルパーも人間だし、患者も人間だ。相性もある。公一さんが求める介護に応えることが難しいと思う人もいるだろう。だが、節子さんも不思議に思うくらい、ヘルパーのほとんどは、辞めてしまうことなく長年公一さんのケアを続けてくれている。

現在「わの会」の訪問介護事業所「あいあい」のサービス提供責任者の一人として、スタッフをまとめている介護福祉士の松本真澄さんもその一人だ。公一さんの介護は苦にならないという。

「訪問介護の仕事は、利用者さんの暮らしのなかでの仕事なので、介護内容にも大きく違いがあって当たり前ですよね。介護に関して受身がちな方もいれば、もっとこうしてほしいとはっきり言う人もいて、どちらがやりやすいかというより、違うというだけ。公一さんのようにいろんな活動をしたいという人を支えるのは楽しいですよ」

松本さんは一八歳のときから一〇年以上佐々木家に通っている。かつて福祉系専門学校生だった松本さんは、友人の紹介でアルバイトをはじめた。

「当時はＡＬＳについて何も知らず、何のイメージも持たない状態で公一さんに会ったんです。文字盤も、友人が使っているのをそこではじめて見ました。体が動かず、呼吸器をつけて声が出ない状態の人にどう介護をすればいいのか手探りでしたが、コミュニケーションに関してはあまり心配はしなかったですね」

はじめから、文字盤を読むのが苦痛でなかったという松本さんは、文字盤の読みとりがとても速い。かといって早合点することなく丁寧に一文字ずつ、公一さんが伝えたいことを理解していく。

文字盤を使った会話は、時差のある国際ニュースのようにちょっとした間を持ちながら流れていく。

「確かに会話のテンポは普通に声に出すときとは異なります。相手が言うことを一文字ずつ確認して続けていくしかありませんからね。でも慣れると違和感はなくなりますよ。実は私、子どもの頃から左耳が聞こえず、大勢の人がしゃべっているのを聞きとるのが苦手なんです。そのせいか文字盤での一対一の会話はすごく落ちつきます。公一さんとの間に生まれる独特のリズムは心地いいんです」

これまで一〇年間一緒にいて、公一さんがつらそうにしている様子や落ちこんでいる姿を見たことがありますか？　そう尋ねてみると、松本さんはきょとんとした顔をして、しばらく首を傾げた後に言った。

「出かけたいけれど体調や気候によってかなわないとき？　そんなときはすごく悔しそうな顔をしていますよね。あまりないですが、体調がよくないと言葉数が減る場合もあります。でも……理由がはっきりしないでずっとふさぎこむようなことは、私が知るかぎりないですね。公一さんに限っては、ないです」

眠れない夜のたわいない会話

そしてまた夜が来る。

二二時から楽しみの報道ステーションを見ながら体操や水分補給などを行う。ライオンズが勝ったときはスポーツニュースを見る。テレビの周りには孫の写真と一緒にライオンズグッズが飾られている。夜勤の学生アルバイトのヘルパーにベッドに移動させてもらうと、パソコンやテレビの電源を落とし、少しずつ寝る準備を整える。スタンドを使って新聞を読み、眠りの前のひとときを静かに過ごす。

けれどもやはり公一さんに睡魔はなかなか襲ってこない。体を自分で動かすことがないことを考えれば、無理もないのかもしれない。

自分の体の重みを持てあまして、それでも公一さんは目を閉じる。

ガタガタとなる古い型のマッサージ機に両足を乗せて、振動を感じると幾分楽になる。毎晩、二種類の睡眠導入剤をヘルパーの手を借りて服用するが、それでも長くは眠れない。寝返りが打てず、痛みや居心地の悪さを感じると、ヘルパーを呼んで体位変換をしてもらう。痰が絡むこともある。

不眠は公一さんだけでなく、多くのＡＬＳ患者、または重度身体障害者が持つ悩みだ。

よく夜勤アルバイトに入るという白梅学園大学の四年生、石塚大也さんは言う。

「一時間半くらい続けて眠れることがあれば、『よく眠れましたね』という感じですね。入眠導入剤で、最初の一時間は眠れても、後はもう細切れです」

社会福祉士を目指す石塚さんは、大学一年生のときに大学に講演にきた公一さんに出会った。講義を聞いて公一さんの生き方に感銘を受け、学生アルバイトに応募した。

大学の実習や試験が忙しすぎなければ週に三～四回は佐々木家に通う。明るく真面目で、よく気がつく性格が公一さんや節子さんにとっても好ましく、学生ヘルパーのなかでも特に大きな信頼を得ている。

「あまりに眠れないときは、電気をつけてテレビを見たいと言うこともあります。そんなときは、もうあきらめて一緒におつきあいしますよ。野球のダイジェストを見たり、普通に話をしたり。本当は、早く寝てもらうほうがいいんでしょうけれど、僕はどんどん公一さんに話しかけちゃいますね」

学生たちと話をするのは、公一さんにとっても楽しみのひとつだ。

女子学生が、最近話題のタレントや、大学の友だちとのこと、彼氏ができないことなどを打ち明けたりする。

「私がしゃべっていたらすぐ『うるさい』とかいうくせに、学生だと怒らないのよねぇ」

節子さんは苦笑いするが、学生との会話も公一さんの大切な暮らしの一部なのだ。

こんなふうに、佐々木家には、昼夜問わずつねに複数の他人が入れかわり立ちかわりやってくる。真夜中以外は玄関の扉は施錠されずに開けられており、訪問医師、訪問看護師、ヘルパー、マッサージ師、介護事業所のスタッフ、地域活動の仲間、友人知人、息子や娘、孫たちがインターフォンも鳴らさずに、やぁやぁとひと声かけながら玄関を上がり、リビングに入ってくる。

家の中にいても、外に出ても、公一さんの周りには多くの人が集まっている。わいわいと大騒ぎしながら、笑い話をしながら、当たり前のようにケアが行われている。

「ALS人生、けっこう楽しい、忙しい」

公一さんが、学校講演などの資料にいつもタイトルに上げている言葉が、まさに佐々木公一さんの日々をそのままに表している。

Q

ＡＬＳと診断されたとき、
どのように感じましたか？
最初に何を考えましたか？

第二章　告知

～壊れていく世界～

A

発症したのは一九九六年、
私が四九歳、息子はまだ四歳でした。
「なぜ私が？」
「なぜ今？」という思いでいっぱいでした。

右腕が動かない

「一九九六年春、右手の力が落ち、ものを落とすようになり、利き腕の役割をはたさなくなる。六〜七月頃、長時間立った後に右足の踏みだしがうまくいかなくなった。しかし、腱鞘炎と思いこみ、サポーターや張り薬など自己流の処置ですませていた。むしろ利き腕でない左手を鍛えるチャンスくらいに考えていた。七月、気功の先生から指摘され、立川相互病院に通院、諸検査を受ける。九月、府中神経病院に入院を前提に転院する。十月、検査入院し、諸検査をくりかえす。一ヶ月の入院となる」

公一さんが発症当時のことを、短くまとめた文章だ。文章を発表するときは、プロフィールと同じく必ず右の文章をＡＬＳ発症時の記録として掲載している。

ＡＬＳの発症率は約一〇万人に三〜四人。患者数は世界中で約三五万人と言われ、日本では二〇一六年末で九五五七人（厚生労働省衛生行政報告書より）。つまり約一万人の患者がいる。原因は不明で、治療法も確立されていない。

ＡＬＳは突然発症する病気だ。手の痺《しび》れや痙攣《けいれん》、歩きづらさから不調に気がつくという人は多いが、違和感の原因がＡＬＳだとは想像すらしないだろう。何か別の病気やたんなる疲労と勘違いし、医療機関をたらい回しにされたり民間療法に走ったりするケースは多い。

発症当時、公一さんもまた、疲れだろう、軽い腱鞘炎だろうと右手の筋力のおとろえを軽く捉えていた。左手を鍛えるいいきっかけだなどと持ちまえの前向きさで考えていた。しかし、そんなポジティブさの背後で、病は進行していた。

「右手の親指と人差し指の間の筋肉が落ちている、えぐれたようになっている」……友人に指摘された公一さんは、やはり何かがおかしいと東洋医学の気功師を訪ねた。

「これは自分の手には負えない。専門の病院にかかったほうがいい」と言われ、ようやくただことではないと気づく。

厚生労働省のデータによれば、日本でのＡＬＳ発症年齢は六〇代に集中している。公一さんのように四〇代の若さで発症するともなればなおさら、医師ですら原因を突きとめるのに時間がかかる。総合病院でさまざまな検査をして、考えうるあらゆる病気の可能性を排除しても原因がつかめないとき、はじめてＡＬＳの可能性が浮かび上がってくる。

のちに公一さんが発起人となり、ＡＬＳ患者と家族計三二名の体験談をまとめた『生きる力』（岩波書店）には、発症前後の自らの体の異変に気づき、戸惑う患者たちの声が並んでいる。

「電車に乗ったとき、地に足がつかない感じがしました。電車の揺れにバランスが取れずに転びそうになりました。はじめに顕著に現れた症状は声でした。ときどきでしたが、話すときに鼻にかかったような不明瞭な発音になりました」（北谷好美さん）

「右腕の力が弱まり、上がりにくくなっていることに気づいたのです。四十肩だと思い、整形外科を何度か受診し、レントゲンやＭＲＩ検査を受けましたが、特に異常は認められませんでした」（諸田茂さん）

「クルマをバックさせるのに顔を後ろに向けることがうまくできず、変だなと感じるなど、確実にその症状は進行していました」（内山勲さん）

立川相互病院で診察を受けたときから、公一さんはさまざまな医学書や資料を読み、症状に合致する病名を探ろうとした。今のように、インターネットですぐに検索できる時代ではない。探しあてた文献ではじめて「筋萎縮性側索硬化症（ALS）」という聞きなれない病名を知った。

「原因不明、治療法なし。予後は平均三〜五年」

どの本にも同じことが書いてあったと公一さんは当時を振りかえる。

小さな部屋での告知

公一さんは自宅からも近い府中神経病院（現東京都立神経病院）に転院し、精密検査を受けることになった。転院後はひたすら検査を繰りかえす日々。ただ不安が募った。

これは果たして治る病気なのか、それとも治らない病気なのか。

病気が治り退院していく人を見ながら、自分はただ最悪の結果を待つためだけに入院しているのではないかと思うと心が沈んだ。

もどかしさを持てあまして公一さんは、「一〇階までの階段の昇り降り、壁当てキャッチボール、病院を出て数キロの散歩」に励む。自分は体がまだよく動くのだからと、四人部屋の同室の患者のために、配膳を手伝うようにもなった。とてもじっとしている気分にはなれなかったのだ。

一ヶ月という長すぎる検査入院を経た一一月のある日、夫妻は、病院の一〇階にある会議室に呼ばれた。

小さな部屋には主治医、看護師、看護師長、ソーシャルワーカー、リハビリ担当者らがずらりと揃っていた。席についた佐々木夫妻はどんな気持ちでいたのだろうか。

覚悟はあったのかもしれない。それとも何か別の、もっと軽くて治療ができる病を期待していたかもしれない。とにかく、そのときはきた。

主治医が告げた病名は、もっとも恐れていた難病ALSだった。

これまで読んだ文献と同じように、「三～五年で呼吸筋がおとろえ、自発呼吸ができなくなる」と告げられた。

実際にALSだと診断を受けても、今後自分に与えられる試練を具体的に思い描くことができなかった、と公一さんは言う。

「大きな動揺はなかった」のは、あまりにも衝撃が大きすぎたせいかもしれない。

直後に医師と看護師からの励ましを受け、「つい涙が出た」ともいう。

ＡＬＳを発症したら余命は三〜五年。当時も今も、医師にそう告げられるのが常だ。平均五年以内に飲みこむ力や呼吸をする筋力が弱り、やがて呼吸困難におちいり、死に至る。人工呼吸器をつけなければ。

「呼吸器をつけて生きるかどうか、決断は告知のときでした」と公一さんはのちに語っているのだが、このとき、主治医は呼吸器をつけることを勧めなかった。

「主治医の先生は、『私がもし患者なら、呼吸器をつける選択はしない』とおっしゃったんです」と節子さんは振りかえる。

「呼吸器をつけて悲惨な状況で闘っている患者さんをたくさん診てこられたんでしょうね。当時はまだ介護保険制度もできておらず、自宅療養ができるしくみも整っていなかったから、入院して呼吸器につながれて寝たきりで過ごすしかない患者さんが多かったようです。先生は『とにかく大変だ』とおっしゃいました。呼吸器をつけて生きることは大変なんだと」

節子さんにだけ告げられた事実は、まるで死の宣告のようだった。

「死んでしまうんだって、それしか考えられなかったですね。あと数年で死ぬんだって。怖くてたまらなかった。ああ、私、また亭主なしになるんだなぁってぼんやり思ったのを覚えています」

おびやかされる家族

公一さんと節子さんは、お互い一度の離婚を経ての再婚だった。発症の七年前、節子さん四〇歳、公一さん四二歳のときだ。出会いはそれよりもさらに一〇年以上前にさかのぼる。最初は仕事上の付きあいだった。

公立保育園の保母として若くして組合活動の代表をしていた節子さんが、周囲からの推薦を受け府中市議会議員に立候補をしたことがきっかけだった。当時、東京土建一般労働組合に勤めていた公一さんは、母子家庭や生活保護対象者、障害者にやさしい市政をつくろうと立ちあがる二〇代の新人候補者を応援するため、選挙活動を手伝うことになったのだ。

「そのときは、まさかいつか結婚するなんて夢にも思ってなかったですよ。お互い家庭もありましたしね。何よりはじめはいい印象はまるでなかったの。やたらと態度が大きくて無茶を言う人だなぁってね。ただ選挙を手伝ってもらっただけ。おかげさまで当選したのだけど、その後は八年ほど何の接点もなかったんです」

節子さんが議員を二期連続して務め、三期目の選挙に挑む際、再び公一さんが選挙活動のサポートにやってきた。再会し、選挙を協力してもらううちに自然と親しくなった。
「私はすでに前の夫と離婚をしていて、当時中学三年生と小学生の娘を一人で育てていたんです。話を聞くと、ちょうど公一さんも別れたばかりだということで、いろいろと相談に乗ったりしていたの。最初の印象は悪かったけれど、だんだん信頼できる人だなと思うようになって、まあ、数年後に再婚することになったのね」

節子さんは三期目の任期を終えた後、議員の仕事を退き、仕事を通じて知りあった福祉関係の人たちと障害者のための作業所を立ちあげた。公一さんは引きつづき、建築業に関わる人たちの組合組織を整える仕事に力を入れ、お互いに充実した社会生活を励ましあう日々を過ごした。
「でも、やっぱりお互い子どもがいての再婚は大変なこともありましたね。一緒に住んだうちの娘たちもなかなか馴染めなかったし、特に長女はすごく反発していましたから」

もう一人子どもを持とうと思ったのは、再婚でぎくしゃくしてしまった家族をひとつに束ねる存在がほしいと思ったからだ。だから、待望の男の子の名前は結一郎《ゆいいちろう》と名付けた。

「二人とも一度は失敗したけれど、縁があって一緒になったのだから、もう一度家族をつくりなおしたいと思ったんです。お父さんも同じだったんじゃないかなあ。家族を大切にする人だということはわかっていましたしね。結一郎が生まれて、娘たちも可愛がってくれて、ようやく世間なみの家族に近づいてきたかな、と思っていた頃だったの」

そんな矢先に、突然ALSが家族のなかに入りこんできた。結一郎さんは四歳になったばかりだった。家族のささやかな幸せが、おびやかされる気がした。

「告知からしばらくは、死の恐怖が拭えなかったですね。ちょっと蹴つまずいても、咳をしても、今すぐどうにかなるんじゃないかって思ってね。まだ病気のこともよくわかっていなくて、日々病状が進行していると気づくたびに、全身から血の気が失せるような気がしました。それに、看護師の友人に言われたんです。『息子さんを児童養護施設にでも預けなかったら、在宅でALS患者を看ることなんてとてもできませんよ』って」

ＡＬＳ患者を在宅介護するのは甘くない、ということを伝えたかったのだと、今なら節子さんも厳しい言葉の意味がわかる。だがそのときは、絶望でしかなかった。

「夫が死ぬかもしれないという恐怖と、仕事も子育てもできなくなって、家族がバラバラになってしまうという恐怖に、ただただ泣けてしまう日々が続きました」

もちろん公一さんも、同じ葛藤を抱えていた。

「病気にならなければやりとげたいことは山ほどあった。仕事は続けられるのか。目標を成しとげることはもうできないのか。やっと四歳になった息子と、夢だったキャッチボールやジョギングさえしてやれなくなるのか。あの頃は、ふとした瞬間に涙が止まらなくなって困った」

幼い結一郎さんは、両親の不穏な様子を敏感に察知し、

「お父さんはびょうきなの？」「なおるの？」「お母さんみたいに元気になる？」と何度も尋ねた。

「大丈夫だよ、治るよ」そう答えられたらどんなによかっただろう。

黙ったまま目をそらす両親を、結一郎さんは不安そうに眺めていた。

みじめな体、失われる尊厳

「昨日できていたことが、今日できなくなる悲しみ。今日できていることが、明日にはできなくなるかもしれない恐怖に日々おびやかされる」状態がＡＬＳだと、公一さんは告知から一〇年近く経った二〇〇七年にブログで書いている。

「その過程で、まず失うのが『仕事の役割、会社での役割』だ」とも。

日々筋肉がいうことをきかなくなっていく恐ろしさに加えて、生活をどう営めばいいのかという不安もあった。医師からは、公一さんはできるかぎり仕事を続けるようアドバイスを受けていた

だが、告知から数ヶ月経つと症状はさらに悪化していった。正月明けに時短勤務で職場復帰を試みるが、次第に手足の麻痺がひどくなり、四月には通勤がままならなくなる。さらに二ヶ月後には、ろれつが回りにくくなり、食べ物を飲みこむことも難しくなった。自宅近くに勤務先を変えてもらったが、仕事を続けるのが困難なことは明らかだった。

この頃には自宅にいても転ぶことが増えた。後頭部を強打したり顔を五針縫ったりしたこともある。あるとき、結一郎さんと二人で買い物に出かけた公一さんは、道でつまづいて歯を二本折る大ケガを負った。幸い、周囲の人が介抱をしてくれたが、連絡を受けた節子さんが駆けつけると、ぐったりとした公一さんの隣で、幼い結一郎さんが大泣きしていた。

「お店の人たちが、『お父さんのほうは血も止まったけれど、息子さんが泣きやまないんですよ』って困っていてね。本人も息子も相当ショックだったと思います。あの頃はもう、顔からバタッと倒れるように地面にぶつかるものだから大ケガになってしまう。そういうことがしばらく続きました」

杖をついても足は鉛のように重く動かない。車椅子を使うしかなくなった。

「みじめでした。とにかく人に会いたくありませんでした。杖を持ちはじめたとき、車椅子に乗りはじめたとき、悔しくて、まったく眠れない夜が続きました」と公一さんは当時を語る。

食事はほぼすべて誰かに食べさせてもらい、少し飲みこむだけでもむせるようになった。「アー、ウー」と言葉にならない声で、節子さんを呼ぶことも増えた。

「あるとき、お父さんが一人でお手洗いに行ったんです。トイレにはまだ一人で行けていて、ズボンの上げ下げだけ呼ばれて私が手伝っていました。でも、その日はなかなか呼ばれないから、どうしたのかな……って様子を見に行ったんです」

居間から廊下に出て近づいてみると、そこには便器の前に立ち尽くしている公一さんがいた。

「下着は汚れてしまって、放心状態になって立ってました。間に合わなかったのか、うまく処理ができなかったのかわからない。本人は何も言わない。そんなことはとても言葉にできませんよね。私も急いで手伝って汚れた体を拭いてあげることしかできませんでした」

仕事もできなくなり、外出もままならなくなり、家族に頼ることが増えていく。自分から尊厳を奪っていくALSをどうしても受け入れられない。みじめな体を家族や知人に見せたくない。その思いが、公一さんを深く苦しめた。

仲間との出会いと「希望の会」

そんな苦しみのなかで何とか二人を支えたのが患者仲間との出会いだった。告知後まもない頃に主治医から日本ALS協会を知らされ、二人は市ヶ谷の日本ALS協会本部を訪問した。日本ALS協会は一九八六年に非営利団体として設立され（二〇〇二年からは一般社団法人）。患者と家族を主体に、遺族、医療関係者らが集まって「ALS患者が安心して療養できる医療・福祉の確立」と「病気の原因究明・治療法の確立」を二本柱に活動を続けている団体だ。

今では全国に支部があるが、当初はそれほど大規模ではなかった。公一さんは総会で、当時事務局長を務めていた松岡幸雄さんより、東京都支部をつくってほしいと頼まれた。

帰宅後、患者名簿を頼りに、公一さんは東京在住の患者に連絡を取り、翌年五月の総会ではじめて五人の東京在住のALS患者と顔を合わせた。

「自分も含めて多くのALS患者は孤立した状況に置かれていました。医療や薬剤の情報などもあまりなく、さまざまな薬や健康補助食品を試行錯誤的に試しているという状況を知って、まずは互いの情報を交換しあうことからはじめようと、東京の患者を集めた『希望の会』を設立しました。以来、毎月のように患者・家族を含め一〇人を超える人が患者仲間宅に集まるようになりました」

また同じ頃、公一さんと節子さんは、当時日本ALS協会会長だった秋田に住む松本茂さん宅を訪ねている。一九八三年にALSを発症した松本さんは、人工呼吸器を装着してからも積極的に活動を続け、患者の立場でALSの啓蒙活動に努めていた。

そんな松本さんは、一九九五年に『悪妻とのたたかい――神経難病ALSと共に』（静山社）という闘病記を出版していた。本のなかには、〝悪妻〟るいさんの献身的な介護を受けながら、苦難を笑い飛ばして一四年間の自宅療養を続ける松本さんの様子がいきいきと描かれていた。事前に何度もこの本を読んでいた節子さんにとって、二人の生き方は、自分たちの未来を想像させてくれる一縷《る》の望みだった。

「おふたりの生活を見せてもらって、胸にあった死への恐怖がやっと少し薄らいだの。ALSになっても、呼吸器をつけてこうして一〇年以上、本当に生きられるんだって思ってね」

公一さんにとっても、家庭内での介護方法やリハビリなどの具体的なアドバイスをもらえたことは、ＡＬＳ患者としての日常を受け入れる第一歩になった。公一さんは松本さんについてこう書き残している。

「足の屈伸運動を一六〇回、顔を真っ赤にして見せてくれた。呼吸器患者としての入浴もやって見せてくれた。そのほかいろいろなリハビリもみせてくれた。『生きられる。生きろ』との必死の激励に聞こえた。ここで教わった薬や栄養の知識は現在も有効に実践している」

「松本会長をはじめ呼吸器をつけた最も困難と思われる人たちの奮闘ぶりに接するなかで、まだ動くことのできる自分たちが、今できることを積極的にやることこそ大切なのだ」

（「週刊ＡＬＳ患者のひとりごと」より）

一九九七年、公一さんたちがつくった「希望の会」は、患者の闘病生活や生の声をつづった機関紙『希望』の隔月刊行を始め、日本ＡＬＳ協会の加盟者四〇〇人に配布する。

かつて出版社に勤めていたこともあり、文章を書くことが好きだった公一さんは編集作業に力を入れた。毎月患者会と編集会議を開き、患者仲間の療養生活や思いをまとめ、左手の薬指一本でワープロを叩いた。やがてはその指も動かなくなるのだが、以降はわずかな力でセンサーをクリックすれば文字入力ができる意思伝達装置付きのパソコンを亡くなったALS患者の遺族から借り、毎回長い時間をかけて文章をつくっていった。

また、年に二回は研修会を開き、治療薬の研究についての情報交換を行い、年に一度は小淵沢、小田原、喜連川、山梨桃源郷などに出かけ、研修合宿も開くようにもなる。数年後には「希望の会」の賛助会員は一五七人になった。

「第二回希望の会宿泊研修会は、昨年一一月二五、二六日、スパウザ小田原に、患者・家族三〇人が参加して開催されました。一日目の日程終了後、三人の呼吸器装着患者を含む四人の患者が入浴。温泉のお湯にもゆったりつかり、感激、そして感謝。夕食後大半の仲間が部屋に集まり、介護や介護体制のことを中心に医療やリハビリのことなどつきぬ話しが午前一時半まで続きました。毎分、毎秒死と相対するものとしての切実さと迫力がありました。昨年は涙なみだの全体会、しかし、今回は笑顔あふれる集いに。それぞれの症状は確実に進行しているのに。一年とはいえ歳月の重みを感じています」

（『希望』二〇〇三年一二月二一日より）

悔しさや苦しさをさらけだしながら、励ましあう「希望の会」の存在のおかげで、公一さんは少しずつ家の外に出ていけるようになった。

「わの会」の設立

「希望の会」設立とほぼ同時期に、公一さんと節子さんはもう一つ、団体を発足させた。それが現在の「わの会」の母体、「地域福祉を考えるわの会」だ。もともとはその名のとおり、高齢者や障害者が地域でどう生きられるかを考えようという小さな集まりだった。

「最初は、友人数名に声をかけてはじめたんです」と節子さんは言う。

介護とはどうあるべきか、どんな障害があっても人らしく生きたいと思って当たり前ではないか——公一さんを通して生まれた問いを一緒に考えてくれる仲間を募った。やがて「わの会」は外出やレクリエーション支援を中心とする活動体として少しずつ大きくなっていった。

「高齢者でも障害者でも、みんな人らしく生きたいって思っているはずで、人間性を大事にする支援が必要じゃないか、って。そういう考えに賛同してくれる人はたくさんいたんですね。集まって一緒に何か買い物に行ったり遊びに行ったりすることをやろうよ、とはじめはそういうものでした」（節子さん）

数ヶ月後「わの会」の記念会で挨拶をする公一さんのビデオが残っていた。日本ALS協会副会長（当時）の橋本操さんをはじめ、多くの患者仲間が集まっている。公一さんは杖をつきながらも自分の足で立ちあがり、壇上でALSについての説明と「わの会」結成の意気込みについて語りはじめた。

「今までできなかった小さな一つのことができるようになる。次の段階でまた何かができるようになる。そんなふうな歩みをみんなで助けあいながら『自立支援』の活動と位置づけ、取りくんでいます。自立とは努力の方向であり、結果ではありません。一人ひとりのもっている残された可能性を、最大限どこまで生かせるかという視点を持ちつづけたいと考えています」

何度も咳払いをし、発音がうまくできず聞きづらいところもあるが、自身の声と言葉で、来場者に感謝の気持ちを伝えようとしていた。

「私はALSの東京の患者を励まそうと機関紙『希望』を発行しています。そして二四時間ケアを考え、地域福祉を考えるための集まりとして『わの会』をつくりました。介護をされながらも、こんな自分……つまり、人に面倒を見てもらわなければ生きることができない自分の状況であっても……みんなと一緒になれば、まだ何か役に立つことができるかもしれないと……」

ここまで話すと、突然、公一さんは声にならない声で嗚咽《おえつ》しはじめた。会場がざわめき、司会者がオロオロと慌てる。節子さんが駆けより、「大丈夫、大丈夫」と笑顔で公一さんに話しかける。公一さんはなんとか息を吐き、続けた。

「『わの会』を一層盛りあげたいと思います。よろしくお願いいたします」

絞り出すようにそれだけを言うと、公一さんは杖をつき節子さんに寄りかかるようにして壇上を後にした。

ほんの数十秒のできごとだが、その映像には公一さんの揺れ動く心が、くっきりと映しだされていた。

病気や障害があっても自分らしく生きたい。そう願いながらも、どうしてもうまくいかないことが増える。最初の数年は進行のスピードが速く、その度に落ちこむことも多かった。「希望の会」で患者仲間とつながり、「わの会」を通じて地域に根をはっていったことは、その後佐々木家を支える土台となるのだが、この頃はまだ、希望と絶望を繰りかえす苦しい時期だった。

セピア色の家族旅行

この頃、夫妻は結一郎さんを連れて、よく温泉療養のために旅行に出かけた。しかし、公一さんは当時の旅を「すべてがセピアがかったような風景」としてしか思いだせないと言う。節子さんも同意する。

「だって一〇年は生きられないかもしれないと思っているんだもの。親戚や親しい友人にも『見納めだから行きたいところに連れていってやれ』と言われて出かける旅行なんですよ。見納め、見納めと思って回ってごらんなさい。どんなに風光明媚な観光地だってセピア色になるわよ」

それでも、公一さんの故郷である香川県から四国を回ったり、節子さんの実家がある青森から東北を巡ったりと、数年をかけて旅を続けた。どうせ一〇年、お金なんて全部使いきったらいいと思っていたと節子さんは言うが、それだけではなく、温泉でもなんでも、何かが功を奏して病気がよくなればと祈っていたのだろう。見納め旅行と言いながら、何かしら行動せずにいられなかったのだろう。

「おいしいものを食べさせてやれとか、どこの温泉がいいらしいとか聞いて、あちこち回ってね。でも、何を食べたっておいしくないし、メソメソしながら家族で過ごして楽しくなんかないんですよ。そのうち息子は旅行に行きたがらなくなったもの」

香川にいた家族や親戚も、公一さんの病気を嘆いた。

「義母は、『どうしてそんな病気になったの？』ってよく泣いてね。『世界中で、この病気が治った人はいないの？』って。苦しかったですね」

節子さんは当時を思い出し、力なく語った。

だがそんなときも、公一さんは家族を大切にし、治りたいという気持ちだけは失わなかった。

「ALSになると、ふさぎこんで家族につらく当たる人も多いんだって。でも、お父さんは穏やかでいてくれてね。私たちに当たるなんてことは、最初からまったくなかったんです。それが本当にありがたかった。『明日特効薬ができて、治るかもしれないじゃないか』って思っているようで。だから私たち家族も、自分を見失うことも少なく生活できたのかもしれないですね」

しかし、残酷にも「治りたい」という心からの願いは今もまだかなっていない。九八年に入ると病状はさらに深刻さを増し、病は公一さんから、彼がもっとも大切にしていた話すことを奪ってしまった。

気管切開手術　地獄の三ヶ月

告知から四年。

痰が絡まることが増え、嚥下《えんげ》障害が著しくなってきた公一さんに、いよいよ主治医は気管切開手術の必要性を訴えるようになった。

「何があっても、そこに生きる道があるなら、その道を行く」と、公一さんは告知後すぐに、いつかは人工呼吸器をつけて生きると心に決めていた。だが、呼吸器をつけるのと引き換えに声を失うことには大きな抵抗があった。

まだ早いのではないか。

公一さんの心には、引っかかるものがあった。まだ自分で呼吸はできている。このまま、今すぐ気管切開手術をしてしまったら、今後もし完治に至る薬が開発されても、手術で失った声は二度と戻らない。


公一さんが主治医から勧められていた手術法は、「咽頭分離手術」で、咽頭を摘出し、気管と食道を完全分離するという方法だ。気管切開手術のなかには、「スピーキングバルブ」と呼ばれる特別な呼吸器の器具を使えば、少しの間だけ肉声が発声できる方法もあった。ただし、咽頭分離手術で声帯を取ってしまうとこれは使えない。そのことを公一さんは受け入れられていなかった。

公一さんに咽頭手術法が勧められたのは、術後も口からの飲食を少しでも続けていくことが、QOL（クオリティ・オブ・ライフ＝生活の質）の維持にもいいと判断されたからだ。気管と食道とを分けて切開すれば、間違って食べ物が気管に流れることを防げるし、誤嚥《ごえん》性《せい》肺炎を招く事態も免れる。

理屈では理解できたが、あきらめきれなかった。

完全には納得できないままに、それでも、主治医の説得を受け、公一さんは仕方なく手術のための入院に踏みきる。

いよいよ数日後に手術をというとき、家にいた節子さんのもとに病院から電話があった。

「佐々木さんが急いで奥さんに来てほしいと言っています。すぐに来てください」

そう言われて慌てて駆けつけると、手術の同意書に判を押さないと拒否を続けている公一さんの姿があった。

「永遠に声を失うということに非常に大きな恐怖を感じ、人生ではじめて『号泣する』ということを経験しました」と公一さんはこのときのことを振りかえっている。

「先生の説明を聞きながら、お父さんは車椅子から落ちそうになるくらい泣いてね。本当に見ていてつらかった。たとえ治療薬が見つかっても、一度この手術をしてしまったら、お父さんの声は一生失われたまま。それが耐えられなかったのね」

夫の体を引きずりあげるようにして、手を握って涙を流しながら、節子さんは医師に、公一さんの声にならない葛藤を代弁した。

「夫はこの病気が完治する日が来ることを信じています。そのために、二度と話せなくなるような手術はしたくないんです。先生が今勧めてくださっている手術方法では話をすることはできなくなるのですよね。夫は、取りかえしのつかない手術はイヤだと訴えているんです」

しかし、医師はこれが取りうる最善の方法だと訴えつづけた。

「今後、話せるようになるかどうかは、この先の医学と科学の進歩に期待をかけましょう」と。

「ウーー」「オーー」と公一さんはうなり声をあげた。もはや明瞭な発話は不可能な段階になっていた。

「必要性はわかっていた。問題は時期だった。医者の強引とも思える説得が続いた。声が出れば、反論することも、討論をすることも可能だった。もちろん患者を思っての医者の発言であることは十分理解できたが、結局、手術内容もその時期も理解不十分のまま応じてしまった。心の準備を含めて、準備の不十分さを深く反省している。この躊躇も手術不成功の要因の一つに違いない」

（「週刊ＡＬＳ患者のひとりごと」より）

「お父さん、先生のおっしゃるとおりにしましょう」という節子さんの言葉に、公一さんは仕方なくうなずいた。うなずくしかなかった。

二日後、公一さんは気管切開手術を受けたが、「躊躇も手術不成功の要因」と公一さんが書いたように、一度目の気管切開手術は失敗だった。術後数時間して集中治療室のベッドで目が覚めた公一さんは、締めつけられた首元の苦痛に悶絶する。

「喉は包帯でぐるぐる巻きにされ、身動きもとれず、唾液も含めて一切の水分の飲みこみも禁止されて、世の中にこれ以上の苦しみがあるかと思いました」

検査の結果、いったん気管にバイパスをつくり、一ヶ月後に再度取りのぞく二度の追加手術が必要だとわかった。

さらに不運なことに、ＭＲＳＡ感染症（メチシリン耐性黄色ブドウ球菌による感染症。弱毒菌だが抵抗力が弱い場合、髄膜炎、敗血症におちいるなど重症化する場合もある）に院内感染し、忍耐力は限界に達した。

公一さんは「あきれるほど涙もろく弱い自分がいた」と回想している。節子さんはこの頃まで福祉作業所の仕事を続けていたが、はじめて公一さんに頼まれ、仕事を休んだ。

「呼吸器をつけることが間に合わずに、呼吸困難になったり痰を詰まらせたりして亡くなる患者さんは多いんです。だから『佐々木さんは間に合ってよかったんですよ』って看護師さんたちに慰めてもらいました。でも、あの姿を見ていたらとても『よかった』なんて思えませんでしたね」（節子さん）

誰とも話せず、唾も飲みこめない苦痛が続くなかで手術を繰りかえすという「地獄の三ヶ月」を過ごしているうちに、公一さんの体力は急速に落ちた。当初は、気管切開をしてもしばらくは呼吸器をつけずにすむだろうということだったが、結局それも難しくなった。

ようやく三ヶ月後に退院したとき、声は永遠に失われ、喉には大きな呼吸器がつながれていた。

過去の暗闇に差す光

発症から手術までの三年間は、佐々木夫妻にとって人生で最も暗い記憶として刻まれているに違いない。この頃の公一さんの話を聞いていると、どうしても胸がふさいだ。公一さんの抱えていた身体的な苦痛も、わが子に「大丈夫だよ」のひと声がかけられない悲しさも、進行が早まるたびに深く暗い穴に叩きおとされる絶望も、喉を切って声を奪われる喪失感も、いくら想像しようとしたところで、私の想像力の範囲をはるかに超えていた。

しかし、顔を上げると、そこには穏やかな表情でこちらを見ている公一さんがいる。「まあ、まあ、もらい物だけどお菓子でも食べない？」と笑ってコーヒーを出してくれる節子さんがいる。

取材の合間にさっと体温測定をし、いつもより体温が低いことに気がついた訪問看護師が、公一さんの手足をさすり、体を揺らして血流をよくしている。

「公一さんも何か温かい飲み物をとりますか？」とヘルパーが休憩を促してくれる。かと思えば「かおをかく」と唐突に文字盤で指示を出す公一さんの頬や頭を、「ここですか？　あ、違う？」と笑いあいながら、ヘルパーや看護師が掻いている。

テーブルには取材対応のための資料やノート、お菓子、コーヒーが置いてある。公一さんの胃ろうに温かいお茶を入れるために、ヘルパーが準備に取りかかる。慌ただしく、落ちつかず、雑然としていて、同時に、何とも心が通っていて温かい風景がそこにはあった。

今のこの公一さんの暮らしの明るさが、過去の暗闇に光を差してくれる気がした。同時に、いったいこの光はどうやって生みだされ、維持されてきたのだろう、と率直な疑問がどうしても湧いてくる。

ＡＬＳ患者は誰もが、公一さんのように、これまで大切にしてきた世界が一つひとつ壊れ、色を失っていくかのような体験をするだろう。

公一さんは、そこからどうやって立ちなおり、今の日常を手に入れることができたのか。

ここからは、佐々木夫妻の再生の道のりをたどっていこうと思う。

第三章　再　生

～役割を取りもどす～

Q

なぜ、病院ではなく
在宅で療養生活を送ろうと
思ったのですか？

A

たとえ体は病気でも普通に生きたい。
それが在宅でなら実現できると考えました。
療養生活環境の困難を
一つひとつ解決しながらですが。

必要な手をかきあつめて

気管切開手術を終えて公一さんが自宅に戻ってきたとき、待ち受けていたのは〝普通に〟生きつづけることの難しさだった。

人工呼吸器をつけたＡＬＳ患者が自宅で過ごすことを選べば、二四時間の介護が必要になる。食事、排泄、入浴のサポート、文字盤などを使ってのコミュニケーション支援、その他生活全般に手助けがいる。呼吸器が外れていないことをいつも確認し、窒息を防ぐ痰吸引も常時行われなければならない。こうした介護すべてを家族だけが担えば、負担は膨大になる。しかし、そう簡単に他人の手を借りられる状況ではなかった。

最大の問題は、呼吸器の気管カニューレに絡む痰の吸引が、医療行為とみなされるために、医師と看護師、家族以外には認められていなかったことだ。

退院当時、公一さんには毎日二時間の看護師の訪問と、週に一度の医師による訪問診療が約束されていたが、ほかの時間は自動的に節子さんが中心となって昼夜問わず介護に関わるしかなかった。

「最初は本当に家族だけで、私の姉に手伝ってもらってなんとかしのいでいました」と節子さんが言うように、手術後の数年間は猫の手も借りたいほどの状況だった。節子さんの二人の娘たちはすでに家を出ていたが、小学二年生になっていた息子の結一郎さんは自然と吸引を手伝ってくれるようになった。

「息子はお客さんが見えたら得意がって、吸引してくれていましたね」

幼い息子が健気に父の介護をしてくれることはありがたかったが、このまま家族だけで介護を続けてはいけない。節子さんを介護に縛りつけず、結一郎さんの成長を父親として見守りたいという公一さんの願いをかなえるためにも、他人の手による介護体制を整える必要があった。

実は吸引問題には抜け穴があって、ＡＬＳ患者の場合、痰の吸引ができないと呼吸困難や窒息におちいる危険があるため、本人と家族が認めた介護者であれば厳密には違法行為にはならなかった。とはいえ、慣れていなければ危険をともなう行為を進んでヘルパーに許す事業所などない。近隣の介護事業所をあたっても、なかなか必要な手は集まらなかった。

節子さんは重い責任を承知で手を貸してくれる人を探しまわった。患者仲間や「希望の会」「わの会」の仲間たちにも協力を願ううちに、やがて、佐々木家が置かれた苦境を理解し、助けになろうと少しずつ人が集まってくれた。節子さんは、その数人を近隣の介護事業所に紹介し、ヘルパー登録をしてもらうことにした。

事業所も、万一の事故への責任は依頼者が負い、ヘルパー本人がいいと言うならと、吸引を含めたサービスを黙認し、派遣をしてくれるようになった。こうして口コミで、少しずつ助け舟を出してくれる人が増えていった。しばらくすると、看護を勉強している学生たちの力が加わった。

「うちに来てくれていた訪問看護師さんが、『学生さんの手を借りるのはどう?』と、立川にあった看護専門学校時代の後輩を紹介してくれたのがはじめだったんです」

このときから佐々木家にとって学生ヘルパーはなくてはならない存在になる。初期のこうした地道な努力があって、数ヶ月のうちに、多くのヘルパーが公一さんの家を訪ねるようになった。

命綱となるのは文字盤と視線

「基本的なお願い：一に文字盤、二に吸引、三、四がなくて五に文字盤、とご理解をお願いします」

自宅療養をはじめてほどなくして、公一さんは介護に来てくれるヘルパーたちにむけて、「介護通信」という形で、自分のための〝ケアマニュアル〟をまとめるようになった。消毒の仕方や薬の服用方法、介護器具の使い方、リハビリとして体を動かす手伝い、移動の仕方や食事介助などが詳しく書かれてある。これがあれば新しいヘルパーが来ても、毎回同じことを伝え直さなくてすむ。

「介護通信」は二〇〇〇年にはじまり、全五八号続いた。公一さんが心地いいと感じる介護の具体的な方法だけでなく、介護者から患者への視点のあり方や「よい介護とは何か」といったことについても細かく公一さんの見解がまとめられている。これを読んだヘルパーが感想をメールで送ることもあった。

文字盤の重要性については、「介護通信」にも何度も書かれている。文字盤は、声が出せないALS患者の命綱といっていい。

公一さん自身、「いずれ声が出なくなると言われても、どうしても練習をしたいと思えなかった」という文字盤を、手術後は驚く速さで習得した。唯一の直接的なコミュニケーション方法として「これしか残された道がない」と肚《はら》を括《くく》ったからだ。

それでも伝えたいことを正確に伝えられるかどうかは、読み手の理解に頼るところが大きい。入院中も、帰宅後も、文字盤を使ってのコミュニケーションには苦労した。「たとえば『再起動』と言いたいのに、『さいきんどう?』と読む。区切りを違えて『毛布』を『も、うふ』と読むなど、早合点による誤読はしょっちゅうだった」と、公一さんは当時を振りかえる。

こうした間違いを見逃していると、いざというときに体の不調を伝えられなくなる。患者にとって何より必要な「安全の確保」ができなくなる。文字盤には、五十音や濁点半濁点、数字だけでなく、「コール」「呼吸器」「起きる」「あつい」「さむい」「吸引」といった急を要する単語を前もってボードに貼りつけることにした。公一さんはその単語一点を眺めるだけで、必要な介護を受けられるというわけだ。

だが何より欠かせないのは、介護者が、公一さんが文字盤で何かを伝えたがっていることにすばやく気づくことだ。つねに介護者が患者の様子に気を配っていなければ、ALS患者は何も伝えられない。

「呼ばれたら反応する、というのではダメで、やはり近くにいて、あるいは少し離れていても、いつも目をむけていることが本当に大切なんです」と前出の介護福祉士松本真澄さんは言う。

はじめから完璧にできる人はなかなかいない。今でこそ、公一さんから信頼を得ている松本さんもそうだった。慣れていない頃は自分自身の疲れや体調不良が、判断ミスや見過ごし、雑な介護につながってしまうこともあったと反省する。

「公一さんは、そんなときも根気強く穏やかに、自分が心地いいと感じる介護を伝えてくれました。私が自分の失敗に気づいて次のときに謝ると『また、今日もよろしく』と笑ってくれたんです。そうやって育ててもらってきました」

「介護とは相手との対話であり、相手とのふれあい、学びあいだ」と公一さんは言う。

<私のケアのお願い>

ケアの目的を確認します。①患者の安全、②安心、③安楽の3つです。

①は患者のいのちを守ることです。まず時間を守る、明るく挨拶、いま必要なことはないか、と聞いてください。

なければ申し送りノートを読み、患者のその日の状態を理解し、わからないことは聞いて、そのうえで作業に入ってください。

ALS患者の特性（声が出せない、体が動かない。だから、物音ひとつたてられない）を繰りかえし理解してください。

<ケアの工夫>　　足のマッサージ機（2台を交互に使用）

私は発症後から、寝る時とにかく足がしびれました。

それでローラーマッサージ機を買ってきて、ベットに入るとすぐに足を乗せて、しびれをとっていました。同時に、全身の血流が良くなっていることが分かって、うれしくなりました。

次の変化は、膝を立てることです。この変化もうれしい気持ちになります。膝の上あたりを、ばらけないようにベルトで固定します。

次の発見は、第二の心臓と言われるふくらはぎをマッサージ機に乗せると、ことのほか快適だったことです。思わぬ発見でした。

このように、ただ寝ているだけでなく、選択肢が広がりました。

マッサージ機をつけて、踵、ふくらはぎ、膝を立てて足をのせるの3通り。マッサージ機をつけないで、足をのばす、膝を立てるを加えると選択肢は5種類になります。何もできない私にとって、選択肢が多いことが何よりうれしいことです。感謝です。

（公一さんが2017年に介護通信の代わりとして書きはじめた「私のケア」より）

介護される人が、細かい要求をすることは患者のわがままだと感じる人もいるかもしれない。しかし、介護をされる人の心に寄りそえる介護者は、これからの時代、必ず求められる。公一さんはある意味、わが身を実験台にして、理想の介護のあり方を伝えようとしている。ALSをはじめ、難病を抱える重度の介護が必要な患者の生活の質を高めるためには、こうした介護者、患者が増える必要があるからだ。

無茶なリハビリ

呼吸器をつけて声を失ったことは、大きな絶望だったに違いないが、それでも、病院から自宅に戻ると公一さんは少しずつ自分らしさを取りもどしていった。

「介護通信」で、ヘルパーたちに自分の要求を伝えることだけに力を入れていたわけではない。自分でリハビリをする時間も減らさなかった。ベッドから車椅子に移動をする際、必ずしばらくの間自分の足で直立していたのもそうだ。もちろん一人ではすでに立てないので、これにもヘルパーの協力が必要なのだが、いつか治る日のために足を鍛えておきたいと思っていたのだろう。

さらに、呼吸器をつけることが条件で退院をしたというのに、夜眠るとき以外は、なんと呼吸器を時折外して過ごしていたのだ。

「つまり、数分は自分で呼吸ができていたということなのよね。もちろんお医者さんに知られたときはすごく怒られましたよ。でもつけないのよ。まだ自分で呼吸ができているなら、その力を失いたくないという思いが強かったのでしょうね」

呼吸器を装着する際に、微弱でもまだ自発呼吸がある患者は少なくはない。しかし、医師に人工呼吸器をつけなさいと言われれば、普通はそれに従う。

公一さんは、家族やヘルパーが呼吸器をつけるようにさとそうとすると「まだ大丈夫だ」「外してくれ」と怒った。

なんとムチャな、と思うが、これも公一さんのリハビリのひとつだった。

「誰にもこんなこと勧められないですよ。でも、そのおかげかどうかわからないけれど、その後呼吸器を常時つけるようになってからもけっこう長い間、自発呼吸ができる状態が続いていたのは、確かなんです」と節子さんは言った。

「一度私が呼吸器が外れているのに気がつかないでいたときがあったの。ほんの数分だったんだけど」と節子さんが告白をすると、すかさず、公一さんが文字盤で声をあげた。

「じゅうごふん」

「いや、そんなじゃないわよ！　せいぜい二分くらいでしょう？　人聞きが悪いなぁ。そのときもお父さんあちこちにメールして、妻に殺される、助けてくれ、って大騒ぎしたんだけどね」

つい笑ってしまうが、笑いごとではない。数分でも呼吸器が外れるなんて大変なことのはずだ。だが、とにかく公一さんは無事だった。

驚くしかないが、こうした、節子さんによると「あきらめの悪さ」が、裏を返せば「努力を続ける姿勢」が公一さんの本来持っている強みなのだ。

少しずつ公一さんは自分の不運をただ嘆くだけではなくなっていった。

ヘルパーの「吸引問題」

佐々木家の介護体制はある程度整ってきたとはいえ、ヘルパーの吸引が法的に認められていないことは、在宅療養を目指すＡＬＳ患者にとって大きな壁だった。

二〇〇〇年四月に介護保険制度が施行されると状況は悪化し、喀痰《かくたん》吸引のほかに、床ずれの消毒や軟膏の塗布を含むヘルパーの医療行為はすべて「禁止」と断定された。

この事態を受けて、日本ALS協会がヘルパーによるALS患者への喀痰吸引を認めるよう、国に訴える全国的な署名運動を展開しはじめる。

重度の障害を抱える患者や障害者への介護を家族に限定するような制度に憤《いきどお》っていた公一さんも、署名運動に賛同し、患者仲間とともに積極的に協力することにした。自らが置かれた状況とヘルパーによる吸引の必要性を訴える文書をつくり、あらゆる知人友人にメールを流した。

「『吸引』などの医療行為についての私の意見

第一は、いわゆる医療行為が法律にふれるのは、その行為を反復継続し、なおかつ生業《なりわい》としている場合であるから、ヘルパーの行為は該当しない。

第二に、緊急対策として行う行為は救命行為であり、法律にはふれない。

第三に、現在病院での（ALS患者の）長期療養は不可能であり在宅療養は必然である。だからそこに発生する必要事は本来国の責任で満たすべきものである。つまり需要にみあう訪問医療の実現は国の責任なのである。

第四に、ヘルパーのやむをえざる医療行為は、行政の不備を補う行為だ。強い信頼関係にもとづくその行為に、告訴などの入りこむ余地はない。

第五に、国はすべての在宅療養者の必要を満たすべく訪問医療、とりわけ訪問看護体制を整えること。整うまでの期間は、やむをえざるヘルパーの医療行為を認めること。いわゆる医療行為についての概念を広く民意を結集し検討しなおすこと（が必要である）」

「ALS協会は合計約一七万八〇〇〇人もの署名を集めたんですよ。当初私たちも一〇〇人分くらいは署名を集めないとねと思っていたら、お父さんは『一人で一〇〇〇人分の署名を集める』と言うの。そんな大風呂敷を広げるものじゃないわとひやひやしたけど、最終的に五五〇〇人の方々から署名を頂けたんです。厚生労働省の検討会にも車椅子で傍聴に行ってね。昔から変わらないんです。病気をする前も後も、やると決めたことはとことんやる。大きく目標を立てて努力を惜しまない。この人の本質的なところは変わらないんだな、と思いましたね」（節子さん）

厚生労働省は二〇〇三年に吸引問題検討会を五回開催し、ALSの在宅療養患者の場合のみ、家族以外の吸引を認めた。〇五年にはALS患者以外の一部在宅療養患者・障害者にも状況に応じて吸引が許されることになり、一一年には、社会福祉士や介護福祉士への制度を整え、研修を受けたヘルパーによる吸引が正式に認められるようになった。

このとき、吸引問題について自ら動き、社会を動かす一員となったことは、発病後の公一さんにとって大きな自信につながった。ALS患者になったからこそ見えてくる社会のひずみや福祉制度の抱える問題に、当事者として取りくもうという姿勢は、この頃から強くなってくる。

「わの会」のNPO法人化や、介護事業所設立に乗りだしたのも、ALS患者でありながら自分らしく生きるために何ができるかを考えた結果だった。

介護事業所の立ちあげ

公一さんは発症後一年弱で再休職を経て、会社を退職していた。節子さんは、公一さんが人工呼吸器をつけたことで、一〇年続けた福祉作業所の運営を仲間に託し、職場を離れていた。重い病にかかったことだけでなく、離職といった現実的な問題は、生活に切実にのしかかってくる。

自分たちだけではない。二人は、経済的な不安を抱え、社会的に孤立化する患者家族の話も多く聞くようになった。ＡＬＳを患うことで、仕事を失い、生活の基盤を失い、家族にだけ重圧がかかる介護を強いられている人たちの現実が見えてきた。

そこで、二人は「わの会」の活動にさらに力を入れはじめた。ちょうどその頃、ＡＬＳ協会の東京支部のなかに、自分たちで介護事業所をつくる患者が何人か出てきていた。誰にでも簡単にできることではないが、介護体制が整うのを手をこまねいて待っているわけにはいかなかった。公一さんたちは先輩患者たちに話を聞き、事業所をつくる決意を固める。

「介護事業所を自分たちで運営しながら、利用者の一人としてヘルパーを派遣する。そうすれば、人材不足の問題も、吸引問題も解決できる。お父さんはずっと労働組合の仕事をしてきたのだし、私も事業所運営に携わってきていたから、少しは労務や財務のこともわかっているでしょう。それまでもうちに来てくれているヘルパーは、ほとんどが私が事業所に紹介して登録してもらっていたのだし、やってやれないことはないか、と思いはじめたんです」（節子さん）

設立資金は自分たちを含めた運営委員や古くからの仲間などから有志を募り、合計三〇〇〇万円で始めた。二〇〇三年にＮＰＯ法人格を取得。翌年には、通所介護のデイサービス「りんりん」、訪問介護ヘルパーステーション「あいあい」を設立し、同時に重度介護訪問従業者養成研修事業もはじめた。先にも書いたように、公一さんは無報酬の理事長となり、節子さんはすべての事業をまとめる事務局長として「わの会」での仕事に集中しはじめた。

「一〇年でなんとか借金をお返しできてホッとしているけれどね（笑）。でも今も運営も生活も火の車ですよ」と節子さんは笑うが、五つの事業を少しずつ大きくしながら、節子さんは生活費を稼ぎ、また公一さんの介護体制を整えていった。

設立から一六年。二〇一九年現在「わの会」の訪問介護ヘルパーステーションの利用者は、高齢者の家事援助などを含めると四〇名程度にまで増えた。副理事長が視覚障害者であることから、目の不自由な人のためのガイドヘルパーが多く登録し、利用者にも視覚障害者が多い。ＡＬＳ患者は公一さんを含めて七名だ。日本ＡＬＳ協会の患者会で知り合った人や口コミで、利用者が増えてきた。ＡＬＳ患者は誰もがヘルパーの確保に苦労している。患者仲間の苦境を見かねて、府中市内だけでなく、多摩市、小金井市、杉並区など遠方にも派遣を行なっているという。

「ヘルパー登録者は、視覚障害のガイドヘルパーを含め四〇人くらい。そのうち、学生を中心に三〇人くらいが重度訪問介護従業者の資格を持っています。それでも時間のやりくりとヘルパー不足はいつも悩みのタネですね。お父さんは基本一〇〇％うちの事業所からヘルパーを派遣しているけれど、ほかの利用者さんはみなさん、複数の事業所を掛けもちしていらっしゃいます。どこの事業所も人手不足。どうしようもないときは、つなぎにお父さんは私が看て、困っている別のお宅にヘルパーを派遣することもあります」

介護職員初任者研修（旧介護ヘルパー2級資格。食事や入浴の介助など直接身体に触れる「身体介護」と、掃除や洗濯などの支援をする「生活援助」の二つができる）は、通常三〜四ヶ月の研修が必要だが、重度訪問介護従業者養成研修は座学と九時間の実習のみ。早ければ、二〜三日で資格を取得できる。そこで、学生たちにこの研修を受講させることにした。結果、約七割は資格取得後、「あいあい」にアルバイトとして登録してくれるようになった。アルバイトには看護や福祉の学生だけでなく、体育学部、デザイン学部などさまざまな学生たちが訪れている。

「授業や就職活動で休むこともあるし、就職したらもちろん辞めてしまうけれど、そこを差し引いても学生はありがたい存在ですよ。体力もあるし、よく気がついてくれる。お父さんも学生と会話をするのが楽しいようで、いつもニコニコ笑ってくれているから、助かっていますよ。息子はもう家を出ちゃっているから、息子の部屋を学生さんの仮眠室にしているの」

体調を気遣ったり、食事を食べさせたり、悩み相談にのったりすることもある節子さんは、学生アルバイトたちにとって、お母さんのような存在でもある。学生たちの世話をしながら、節子さんが息子の結一郎さんに思いを馳せることも少なくないのかもしれない。

家族を取りもどす

ＡＬＳを告知されたとき、公一さんが何よりも悔しがったのが、「息子とキャッチボールもしてやれなくなること」だった。

節子さんが恐怖を抱いたのは、介護のために「息子をこの手できちんと育ててやれないかもしれないこと」だった。

四歳で父親がＡＬＳを発症し、物心ついたときには病が日常に組みこまれていた結一郎さんは、状況を飲みこめないままに、呼吸器をつけて生きる父を家族の姿として受けいれた。運動会などの学校行事に公一さんが来てくれることも、素直に喜んだ。

だが、思春期に差しかかった頃には、公一さんらしい〝応援〟が煙たがられたこともあったようだ。

「そりゃあ、もううるさいなあという顔をしていましたよ」と節子さんは笑う。「嬉々として介護を手伝ってくれたのも、四年生くらいまでね。五年生になった頃には、そうね。少し変わっていきましたね」

結一郎さんが五年生といえば、二〇〇三年頃。「わの会」がＮＰＯ法人化し、自宅での介護体制が整いだし、佐々木家にはさまざまな人々が出入りするようになった。病気の進行スピードが少し落ちついてきて、ある意味では穏やかな生活がまわりはじめた頃とも言える。

少しずつ大人になり社会性を育もうという多感な時期に、他人に囲まれる日常が、重くなっていったのだろうか。小学校高学年の男の子といえば学校では背伸びをしていても、家に戻れば甘えを親にぶつけてバランスをとろうとする時期だ。しかし、結一郎さんの育った環境は、よくもわるくもそうした自然な甘えを許さなかったのだろう。

公一さんはこの頃、福祉施設や病院、患者会での講演に呼ばれて体験を話したり、雑誌やテレビからの取材依頼が増えたりと表に出る機会が増えていた。それと時を同じくするように、結一郎さんの反抗は激しくなっていった。

「二〇〇四年にＮＨＫ教育テレビが『きらっと生きる』という番組で、密着ドキュメンタリーを作成してくれたんです。その収録で大阪まで行くことになってね。息子は最初から、行かない行かないと渋っていたんです。最後は仕方なしについて行ったものの、スタジオでディレクターに誘われても断固として出演を断って、遠くから眺めていましたね」(節子さん)

遺伝への不安

「俺、ぶっちゃけ、お父さんが障害者だからってテレビに出て有名になっても、全然うれしくねぇ」

中学生になった結一郎さんの突然の告白に、節子さんはうろたえた。

「まさかうちの子がそんなことを言うなんて、と。四歳からALSの父のもとに育ち、車椅子を自慢げに押してみせたり、ときにはヘルパーに代わって僕が僕がと排尿まで手伝ったりしていたのに……。障害を抱えた人たちがいつも出入りしているわが家で育って、なぜ障害を否定するようなことを言うのって。私はどこで子育てを間違ってしまったんだろうとショックでしたね」

公一さんに相談することはとてもできないと一人苦しんだ節子さんだったが、結一郎さんの悩みを掘り下げてみると、自分自身が心に押しこめていた悩みと共通するものがあることに気づいた。

「『すばらしい夫婦愛ですね』とか『家族愛ですね』などとお手紙などをいただくと、ふと涙が抑えられないときがあったんです。褒められているのになぜ泣いてしまうのだろうと自問したら、『病気ではない夫であってほしい』と思っている自分に気づいたんですよね。障害者ではない父親を求める息子の気持ちがわかる気がしてね」

ちょうどその頃、結一郎さんは、自分がALSではないかという不安に襲われていた。

「体がすごく硬いし、野球をずっと続けているのにふくらはぎの筋肉が細すぎるとか、じんま疹がやたらと出るとか、そういうことをメソメソ言うようになったの。ハッとして、『あなた、もしかして遺伝してると思っている?』と聞いたら、『うーん』とうなっているわけ」

ＡＬＳ患者の五～一〇％に、血族間原因遺伝子が見つかる場合がある。家族性ＡＬＳという。幸い公一さんの場合は遺伝をともなわない孤発性ＡＬＳだということは、検査で明らかになっている。でも、原因不明で突然発症した父を見て、その血を受け継ぐ自分が病気と無縁だと言えるのか。

不安を抱く気持ちは、節子さんが一番よくわかった。そう思うと不安定な気持ちも不機嫌な態度も、「お父さんが有名になってもうれしくない」というきつい言葉も、腑に落ちた。

思いきって公一さんに打ちあけると、公一さんはやさしくこう答えた。

「それは治ってほしいという結一郎のシグナルだよ」

ふさぎこむ結一郎さんを見て、節子さんは思いきっていつも相談にのってくれていた林秀明医師（当時都立神経病院院長）に電話をかけた。

「『先生、診てくれますか？』って聞いたら、『いいよ、連れておいで』って気軽に言ってくださって。お父さんは家族性ＡＬＳじゃないとわかっていても、やっぱり私も引っかかるところがあったんでしょうね。先生に『告知はしないでくださいね』って言ってる自分がいたの。先生は笑って『まあとにかく来てみなさい』と」

緊張の面持ちで訪れた親子を前に、林医師は平然と診察を行なった。体をポンポンと叩き、全身をくまなくチェックすると、「うん、何もないよ、大丈夫。ほかに心配なことができたらいつでも来なさい」と告げた。

「帰り道、息子が『あの先生MRIも撮らないし、叩いただけだったよ。あれで本当にわかるの？』って言うから、『何を言ってるの。先生は世界的なALSの専門家だよ』と答えたんです。そうしたらそれっきり病気のことは言わなくなりましたね」

ALS患者の家族が強いられるつらい状況を痛感しているのは、患者である公一さん自身だ。公一さんは久しぶりに長い手紙を書いた。

「結一郎へ
お前はいつでも笑っていました。いつでもみんなの自慢のにこにこゆいくんでした。
こっこおばさんも、いつも自慢していました。よく知っているように、結一郎の「結」は、ひとやものごとをむすびつける、たばねる、という意味です。
お父さんもお母さんも再婚で、お前が生まれたとき、姉が三人いて、みんなと仲よくしてくれています。かわいがられています。お父さんもお母さんも、とっても喜んでいます。

（中略）

病気がＡＬＳとわかったころ、お父さんはバイクや車の運転をしているとき、お前とキャッチボールもジョギングもできなくなるのか、と思うと、涙が止まらないことが何回もありました。いつでも今でも心のなかで侘びています。やってもらうだけで何もやってやれないことを。二〇〇〇年の長い入院から帰ってから一番うれしかったことは、お前の吸引だったよ。

（中略）

一五歳の誕生日、心からおめでとう。

二〇〇七年一〇月一七日　父より」

この手紙を書いて、「息子の根本が変わった気がした」と公一さんは言う。この数年後に結一郎さんは、公一さんについて学校講演で聞かれてこう答えている。

「父がＡＬＳを発症したのが私が四歳です。父が病気になった頃からの思い出が、私のなかで多くを占めているので、父がＡＬＳでいることが日常だと思っています。ほかの家庭と比べると佐々木家の事情は少し変わっているけれど、それはそれでいいと思っています。

物心つく頃にはＡＬＳでいる父が当たり前となっていたので、素直に受けいれられています。確かに父はもし病気でなかったらやりたいことはたくさんあると思うし、私もほかの親子さんたちのようにできたらなあと思うこともあるけど、おかれた現状のなかで精一杯アクティブに行動している父は、率直にすごいと思うし、がんばってほしいと思います」

結一郎さんはその後、希望する高校、大学に進学し、留学もして、現在は総合商社に就職し海外で仕事をしている。

「ほとんど寄りつかないのよ」と節子さんは成人した息子を持つ母親らしい渋い顔をするが、自分の人生を進む息子を誇りに感じていることが伝わってくる。親なら誰だって、子どもが自分の歩む道を見つけ、元気に歩いている姿を見ることが一番の幸せに違いない。

「自分の手で息子を育てられないかもしれない。家族がバラバラになってしまうかもしれない」と泣いていた節子さんは、今、そんな幸せを手にしている。

父として夫としての役割

佐々木家には結一郎さんだけでなく、公一さんの前の結婚で授かった娘さんや、節子さんの娘さん家族が訪れることも多い。再婚した直後はなかなか関係を築けなかったという公一さんだが、節子さんの娘さんたちとも今はしょっちゅう連絡を取りあっている。孫の成長を見られることが、公一さんにとっては大きな喜びだ。

昨年の佐々木さんの誕生日には、結一郎さんや節子さんの娘さんが訪ねて来た。その夜は、節子さんも入れて三人で遅くまでお酒を飲み交わし、話しこんだと言う。

「いつか結一郎が『うちは公共施設だからね』って言ったことがあったの。家を改装したときだから高校三年くらいのときね。『四六時中ほかの人がいるんだから、改装するなら個室だけは確保したほうがいい』って。ああ、そんなふうに思うんだ。それはそうかもなあ、と思っていたの。でも、この間遊びに来たときに、『お父さんはもちろん、佐々木家は社会のみなさんに助けられて生きてこられたのよ』って話をしたら、『そんなのわかってる』って言うの。『だから、あなたたちに残せるものは何もなくて、この家も福祉活動に使うからね』と言うと、息子も娘も『そんなことは、言われなくても最初からわかってるよ』って当たり前の顔して言ったの。あら、なんだ、わかってくれてたんだぁって思ったわね」

結一郎さんの手記にあったように、ALSとともに生きる公一さんが、家族にとって「普通」の姿になっていたということだ。この病を抱え、懸命に生きようとしてきた親の背中を、子どもたちは確かに見つめていた。

かつて自分が手にしていたはずの社会人としての役割、仕事人としての役割、家庭の一員としての役割を奪おうとするのがALSという病気だ。だが、公一さんは自分にできることを見つけ、少しずつ役割を取りもどしていった。同じ境遇にある患者仲間に出会い、ALS患者として自分らしく生きるための土台づくりに励み、家族のなかに夫として、父としての役割を取りもどしていった。

「病気になる前は、仕事での困難や、相談事に対して『なんとかなる。なんとかする』が私の心情でした。ところが病気になってからは『流れに身を任せる。けれどもあきらめない』という、少し情けない状況に変わりました」と公一さんは言う。

流れに身を任せるしかない、でもあきらめたくない。たとえ情けない姿をさらしたとしても、節子さんの言う「呆れるほどのしつこさ」でリハビリを繰りかえすのも、行政窓口や国会に足を運んで福祉制度に意見を届けるのも、自分たちで介護体制をつくりだすのも、すべては、ＡＬＳ患者になった公一さんが普通に生きていくための絶対に必要な条件だった。

死と向き合わざるをえなかった暗闇のような絶望からの再生が、必要だったのだ。

Q 「生きているのがつらい」というＡＬＳ患者に
「生きてほしい。がんばってほしい」
と声をかけるのはなぜですか？

第四章　生きつづける

〜ＡＬＳ患者の選択肢〜

A ＡＬＳ患者が生きることそのものが
ＡＬＳの克服につながるからです。

進行よ、止まれ！

「一度、同じ患者さんをお見舞いしたあとで、お父さんが『ALSは必ず治る。治らないなんてことはない』と励ましながら泣き崩れたことがあったんです」と節子さんが言う。

「こんな病気になって生きるのがつらい、呼吸器をつけてまで生きようと思えない」と公一さんに思いをぶつける患者仲間は多い。

ALSは不治の病と言われている。

原因は完全には究明されておらず、完治に至る治療薬は見つかっていない。

それでもこれまでの研究で、神経伝達物質のグルタミン酸の過剰反応やフリーラジカルという物質の酸化が原因で神経細胞に障害が起きるということはわかっている。

進行を遅らせる効果があると開発され、現在日本でも保険適応されているのが「リルテック（成分名リルゾール）」と「ラジカット（成分名エダラボン）」の二種類の薬だ。

「リルテック」はグルタミン酸の放出を阻害するとして一九九九年からＡＬＳの治療薬として認められており、特に初期のＡＬＳの進行を遅らせるとも言われている。公一さんはこれを現在まで服用している。

もともと脳梗塞治療剤として使われていた点滴薬「ラジカット」は、フリーラジカルを除去すると言われ、二〇一五年新たにＡＬＳ治療薬として使用許可がおりた。

原因の究明や治療薬の開発には、研究や治験に協力するＡＬＳ患者の存在がなくてはならない。日本ＡＬＳ協会は現在も、勉強会や治験協力の呼びかけを行っているが、公一さんも、これまでいくつかの研究に、血液提供などで協力をしてきた。二〇一二年以降は患者から採取したｉＰＳ細胞で、ＡＬＳの原因の一端を解明したというニュースも流れ、治療につながる新薬が期待されている。

それでもまだ、治療法が見つからないまま、多くの患者が命を落としている。

今、この瞬間にも、患者一人ひとりは病の進行と闘っている。

切実な願いは、ただ、「進行が止まってほしい」ということだ。

「ここで止まってくれたら、まだ大丈夫、なんとかなるって、そのことをずっと思ってきました」と節子さんは言う。

「でもやっぱり少しずつ進行していくのは止められなかった。今ならまだ杖をついて歩ける。今ならときどき立つことができる。今ならろれつが回らなくても会話ができる、今ならパソコンも打てる、今なら少なくとも『オー、ウー』と私を呼ぶことができるって。でもだんだんできなくなる。その繰りかえしです」

今もそうだ。公一さんの顔に表情が残っていて、わずかでも頬が動かせて、視線で意思を表現できる、この状態で止まってほしい、と願っている。

「ALS患者の願いは、この一言につきると思う。

進行よ、止まれ。それだけ」

どんなお父さんでも生きてもらう

二〇一〇年に特定非営利活動法人映画美学校で学ぶ学生たちが、あるドキュメンタリーフィルムを撮った。タイトルは『共有のもの』（山岡瑞子監督）。残念ながら未公開だが、そのフィルムを見せてもらった。この映像のなかでも、ＡＬＳの治療法が見つからないという話題になったとき、節子さんが突然怒ったように断言するシーンがある。

「どんなお父さんになっても、たとえ『もう呼吸器を外してくれ』って本人に言われたって、ロックドイン・シンドロームになっても、死なせてくれって言われても死なせない」

ロックドイン・シンドロームとは、意識はありながらも、外部に意志がまったく伝えられない状態のことだ。「完全閉じ込め状態」とも呼ばれ、ＡＬＳの場合、眼球運動を含め意志伝達が完全にできなくなった状態を指すことが多い。ＡＬＳ患者や家族がもっとも恐れる状態だとも言える。

それでも生きてほしい、と節子さんがここまで強く言いきるのは、決して家族のエゴやわがままなどではない。

どんなことがあっても、生きられるところまで生きたい、ＡＬＳに負けたくないと望んできたのは、公一さん自身だからだ。

生きつづけるのは、もちろん楽な道ではなかった。みじめな思いもし、苦しい思いもし、治療法に期待しつづけては進行の速さに裏切られてきた。

フィルムのなかで公一さんは、節子さんの声を聞きながら隣で涙を流していた。節子さんの存在が、公一さんを絶望の淵で何度もつなぎとめてきたということだ。

日本にいる約一万人のＡＬＳ患者のうち、人工呼吸器をつけて生きることを選ぶ患者は約三割。在宅療養における人工呼吸器の利用が保険適応になっても、介護保険制度ができても、公一さんが発症した二四年前からこの割合は変わらない。

多くの患者は、自発呼吸ができなくなったら人工呼吸器をつけず、そのまま死を選ぶ。なぜか。

「医者が勧めない」と公一さんは言う。

かつて公一さん自身が主治医から呼吸器をつけることを積極的に勧められなかったように、現在も多くの医師は告知の際、人工呼吸器をつけて生きることを患者に奨励はしない。

「そうね。ほかの多くの患者さんの話を聞くかぎり、積極的に呼吸器をつけなさいと勧めるお医者さんはなかなかいないようですね。もちろん本人が呼吸器をつけて生きることを選べば、それを支える処置やケアの方法を考えてくれますよ。でも、『必ず呼吸器をつけて生きていきましょう』と励ますようなお医者さんは稀《まれ》でしょうね」

節子さんも同意する。

呼吸器をつけるかどうかは、本人の意志にゆだねられるが、実は本人だけでは決定ができない。家族の同意が必要だ。

「呼吸器をつけた後には二四時間介護が必要ですから。やっぱりＡＬＳってね、一人で生きていけない病気ですよね。呼吸器をつけても大変だと言われて、家族への負担がかかることがわかっていると、それでも呼吸器をつけて生きたいと言える人はなかなか多くないのでしょう」

呼吸器をつけない理由はもちろん人それぞれ異なるだろう。家族構成や家族関係、年齢、経済的状況、地域、宗教的背景などは大きな影響を与えるだろうし、呼吸器をつけることへの恐怖、寝たきりになる苦痛、先の生活に明るいイメージが持てないことへの不安、他人に世話をされる抵抗感もあるだろう。病気になる前からの死生観や思想も関係するかもしれない。

だが、呼吸器をつけない理由のなかでもっとも多いのが、「家族に迷惑をかけたくない」思いだという。

一日数時間の訪問看護や訪問介護を受けられたとしても、それ以外の時間、家族は患者のそばを片時も離れられなくなる。呼吸器が外れないように目を光らせ、三〇分に一度は痰の吸引を行い、食事や排泄行為を手伝い、夜中も続く患者のコールに寝不足になってでも要求に応えつづけなくてはならない。自らの心身をボロボロにして介護を続ける家族は今も多い。

だったら公一さんたちがやっているようにほぼ二四時間他人介護サービスを使えばいいじゃないか、と思うだろうが、そうは簡単にはいかないのが現実だ。

ALS患者の権利と制度

ALSは、治療法が確立されていない難病のうち厚生労働大臣が定める「指定難病(二〇一八年現在三三一疾患)」の一つだ。診断を受けて都道府県に申請を出せば、病状の程度に合わせて指定難病医療費助成の支給認定証が受けられる。

これがあれば、医療費や薬代、入院費、訪問看護などの医療サービスは一割負担となり、自己負担額は大幅に減る。さらに高額医療費の還付制度や、重度障害者医療証、生命保険の入院給付金を利用できれば、治療費にかかる金銭的な問題はほぼ解決できることにはなっている。

四〇歳以上で要介護認定を受けた人であれば、介護保険制度の対象となる。市区町村へ利用申請を出せば介護度に基づいた介護保険サービスが利用でき、これによって、公一さんが受けているような訪問介護や訪問入浴、リハビリが受けられるだけでなく、車椅子、呼吸器、介護用ベッド、移動用リフト、床ずれ防止用具など福祉用具もレンタルすることができる。

また加入していた社会保険や生命保険から障害者年金、傷病手当や入院給付金などが下りることもあるし、各地方自治体からは重度障害者手当ても下りる。

こうした制度利用の情報は市区町村の各窓口に行って、自分から求めればある程度は教えてもらえる。日本ＡＬＳ協会のホームページにも記載されている。公一さんが実際にどんな支援を受けられているのかが、具体的で詳しいので次ページに載せておく。

ALS患者として佐々木公一さんが利用している支援制度

私らしく生きるための主な支援制度をご紹介します。

●介護保険制度
ヘルパー、電動車椅子、車椅子用特殊座布団、入浴サービス、電動ベッド、褥瘡対応マットレス、移動用リフト「つるべー」

●障害者支援制度　重度訪問介護674時間（ヘルパー対応）

●訪問看護　週６日、１日２回（合計２～３時間）
複数事業所利用可能（医療保険）

●訪問医療　①都立神経病院　年３回訪問　②地域の診療所　月２回訪問：カニューレ交換、薬、呼吸器対応（医療保険）

●訪問歯科　月２回訪問＋必要に応じて（医療保険）

●年金など（収入）①障害年金　月約14万円　②国、都、市の手当て約10万円　③生命保険100％（重度障害後遺症により適応）

●訪問理容　月１回程度

●訪問マッサージ　週６日（医療保険）

●住宅改造　①段差解消（床フローリング）、玄関段差解消機　②風呂改造　ベッド上入浴風呂（介護保険福祉用具）　③トイレ（立ち上がり便器）　④エレベーター（公費援助なし）

●ハンディキャブリフトカー　「わの会」から借り上げ

●タクシー券　市より年間３万２千円

●意思伝達装置　パソコンなど入力装置、周辺機器に助成

●ボランティア　有償ボランティア（パソコン作業、運転など）

これだけの支援制度を利用できるとわかれば、患者の不安の少なからざる部分が解消されるだろう。だが、実際には、告知を受けた直後の混乱のなかで、冷静に情報を得て、自分に必要な制度の申請を行えるだけの余裕がない人は多い。

ＡＬＳを発症し呼吸器をつけず亡くなった患者一三人と、装着しその後亡くなった患者五人の遺族を対象にした論文がある（「人工呼吸器非装着の筋萎縮性側索硬化症患者と家族の病の経験と生活」田中恵美子、土屋葉、平野優子、大生定義共著　日本社会福祉学会『社会福祉学　第五三巻第四号』に掲載）。

この調査によると、呼吸器をつけなかった人たちの多くに、医療費助成制度の申告漏れや医療関係者からの情報提供の不足などがみられた。

障害者総合支援法によって、「障害者および障害児が基本的人権を共有する個人としての尊厳にふさわしい日常生活または社会生活を営む」ことは守られており、総合的な支援が約束されているはずだが、制度を活用するには、個々人が情報を自分から得て、自分で申請をし、要求をしていかなければいけないのだ。

たとえば、重度訪問介護サービスは障害者の自立支援法の一つとして生まれた支援制度だ。八時間勤務のヘルパーが交代制で二四時間介護ができるという想定でつくられている。

にもかかわらず一日二四時間、月七二〇時間の訪問介護を受けられる人など、ごくわずかだ。

「家族に迷惑をかけたくない」の裏に

実際に訪問介護ヘルパーの派遣を受けるには、患者か家族が各市町村の福祉事務所の窓口へ相談に行く。担当者は、患者の障害支援区分（市町村が聞き取り調査や医師の意見書などを合わせて決定する障害者に対する介護給付の必要度を表す六段階の区分。区分一～六まであり、六が最重度とされ、重度訪問介護を受けられるのは区分四～六の人のみ）や、介護者家族構成や収入などの状況をみて、重度訪問介護サービスの利用可能時間の承認を出す。

「国の介護保険制度としてはサービスはあるものの、患者が根気強く自己申請をしていかないと必要なサービスが受けられないのが現状なんですよ」と節子さんは言う。

たとえば、現在、公一さんは一日二二時間、月六七四時間の訪問介護を受けられているが、最初は一日八時間だった。節子さんはまだ幼い結一郎さんを抱えていたし、自分も仕事をしなくてはいけなかった。「夫の介護だけに時間を使うことはできない、だからヘルパーの派遣が必要なのだ」と何度も市役所の窓口に足を運んだ。

「なかなか承認はされないですよ。そうするとだんだん気が滅入って、役所に向かう足が重くなるの。ここまでして申請をしなくてもいいか、と気弱になってくるんです。この私でもね（笑）」

話を聞いていると、それはまるで必要な生活保護の申請と受給のバランスの悪さにも似ているような気がした。困窮した状況におちいり、毎日を必死で過ごす人が、自分たちの権利を得るために細かく制度を調べ、承認されるまで役所に通いつめるのは至難の技ではないだろうか。

「なかばあきらめて、自費で介護ヘルパー費を出していた時期も長かったんです。でも、市議会議員時代の友人が、『権利があるんだから請求していいはずだ』って言ってくれて、ハッとしたの。それにケアマネージャーさんからも『自費でまかなっている介護負担を開示して、あきらめず申請しましょう』と言ってくださって。そうだ、と思い直してまた市役所に足を運び、少しずつ利用できる介護制度の時間数が増えていったんです」（節子さん）

節子さんが粘り強く交渉を続け、月六七四時間の訪問介護認定を受けられるまで一〇年かかった。今ではそれほど時間をかけずに、必要な時間数の訪問介護を受けられるケースも多いというが、いずれにせよ判断は担当者次第というところもあり、患者に認められる時間数は地域によって大きなばらつきがある。

「『夜間は介護ヘルパーの派遣は必要ない』と判断されている地区もあるくらいですからね」

自治体内で、重度訪問介護の長時間サービスを誰かが受けた実績があれば、それ以降は、ほかの患者にも割合長い時間の介護者派遣が認められることは多い。それぞれの地域で障害者本人や家族が、地道に交渉を重ねながら他人介護の必要性を訴え獲得していくしかない。

また、たとえ承認がおりても、重度訪問介護ヘルパーを派遣してくれる事業所が少ないという問題もある。長時間勤務になりがちな重度訪問介護事業を進んでやろうという事業所が少ないのだ。その理由のひとつには、事業所に国から支払われる給付金の単価が低いことが挙げられる。だが、介護事業所を営む立場として、節子さんは異を唱える。

「介護保険適応の身体介護サービスを行うと、一時間あたり最高約四三〇〇円の報酬が国から事業所に入ります。重度訪問介護は一時間約二三〇〇円だから、事業所として儲からないという考え方はあるかもしれないですね。でも身体介護は一回の訪問で三〇分くらいの細切れの仕事が多いのですが、重度訪問介護は八時間くらいのまとまった仕事になるんですよ。働く人にとっては、重度訪問介護のほうが収入につながりやすいはずなんですけどね」

とにかく、高齢者・障害者の医療・福祉費にかけられる国家予算はいつも限られている。自分で調べて求めないと必要なサービスは受けられないし、三年に一度改正される複雑な介護制度を理解し、変化に応じた交渉を続けることは難しい。目の前に苦しむ患者を抱えた家族はそれどころではなく、ただ自分の時間を削って、必死で介護をすることになる。

「家族に迷惑をかけたくない」と迷う人を引っ張りあげてくれるだけのセーフティネットが、今の日本には足りていない。

家族介護の罠

二〇一七年まで日本ALS協会の理事を長年務めていた川口有美子さんは、一九九五年から一二年間にわたり、ALSの実母を自宅で介護し、看取った経験を持つ。二〇〇九年に『逝けない身体―ALS的日常を生きる』（医学書院）で第四一回大宅壮一ノンフィクション賞を受賞。著書のなかには、病状の進行が速かった母を、妹と二人で看病しつづけた壮絶な苦しみが克明に描かれている。
川口さんがお母さんを介護していた当時は、まだ介護保険制度も障害者自立支援法もはじまっておらず、川口さんは、妹と二人で介護のほとんどを担い、どうしてもというときは知人のボランティアや自治体の職員ヘルパーに頼むか、自費で介護のための家政婦を雇うしかなかった。
ＡＬＳ患者の介護をほぼ家族だけで行うとはどういうことなのか。川口さんは家族介護のつらさをこう語る。

「呼吸器をつけたＡＬＳ患者からは、とにかくずっと目が離せません。家族は一歩も家から出られない日も多いし、夜間も患者の要求を聞きつづけるので睡眠もほとんど取れません。もう精神状態がおかしくなってくるんです」

川口さんのお母さんは、進行が非常に速いタイプの患者で、わずか二年ほどの間に、視線の動きやまばたきもできないロックドイン・シンドロームになってしまった。瞳を開けておくか閉じておくか迷った果てに、閉じたままにしておくことを決めて以来、まったくコミュニケーションがとれない母親を前に、一時はいっそ一緒に死んだほうがいいのではないかというところまで思いつめたという。

「母は呼吸器をつけることを最後まで迷っていましたし、つけてからも目が動いていたときは死にたいと文字盤で訴えたりもしていました。お互いにものすごくつらい思いをしました」

川口さんは、二〇〇三年にALS患者の橋本操さんとともに訪問介護事業所「ケアサポートモモ」を立ちあげた。「わの会」の介護事業所設立より少し前のことだ。また、「ALS／MNDサポートセンターさくら会」を設立し、患者や家族がつながれる場をつくった。こうすることで彼女はようやく〝家族介護地獄〟から抜けだすことができたと語る。

「あの頃は本当に、よく泣いていました。佐々木さんご夫妻はそんな私をいつも励ましてくれましたね。当事者に相談するなんてと思うかもしれないけれど、佐々木さんたちはじっと耳を傾けてくれました。そのことがものすごく励みになりましたね。ヘルパーの力を借り、患者やご家族と交流するようになって、私はなんとか自分を取りもどすことができました。そうすると母のことも生きていてくれるだけでありがたい、愛おしいと思うことができたんです」

病に冒されていく家族の姿を間近で見るのはどんなにつらいことだろう。川口さんがかつてそうであったように、身体的にも精神的にも追いつめられる家族は多い。また、川口さんのお母さんがそうであったように、これ以上苦しく、家族に負担をかけるなら死を選んだほうがいいと口にする人もいるだろう。

佐々木夫妻のところにも、川口さんのように患者を支援する人のところにも、自ら死を選ぶしかないという人たちからの相談が絶えない。

「多くの人は、生きる価値がないから、呼吸器をつけないと言います。そんなことはない、ただ生きてほしいと思っても、その人たちの気持ちを変えるのは難しいです。もう自分は十分いい人生を生きたと本当に納得されているならまだお気持ちはわかります。でも多くの患者さんはそうじゃないんです。呼吸器をつけないことを選べば選んだで、その後の人生をただ絶望のなかで生きていらっしゃる。ＡＬＳ以外の病気の治療さえ拒むようなこともあるのです。私たちは、患者さんがそのままで生きていて価値があると伝えつづけ、まずは自己肯定感をあげてもらえるよう日々努めています」と川口さんは言う。

ＡＬＳを生ききる

公一さんと節子さんの日常や〃チーム佐々木〃のような明るい介護体制を見ていると、呼吸器をつけて生きることを選ぶのは、ＡＬＳ患者の当然の権利だと思えてくる。でもやはり「選ぶ人」と「選ばない人」がいる。その違いはどこにあるんだろう。私には選ばない人の姿をリアルに思い描くことができなかった。

「あなたは、公一さんを通してＡＬＳを知ったんですものね。無理はないです。でもね、多くの〃一般的な〃ＡＬＳ患者さんはそうじゃないんですよ」

都立神経病院リハビリテーション科の作業療法士本間武蔵さんは、そう言ってある動画を見せてくれた。

スマートフォンを操作しメールで意思疎通をしようとするALS患者の女性がいる。腕が重くてなかなか文字を入力できない。本間さんがキーボードの上にCDと同じ大きさの透明の板を置くと、彼女はそこに手を乗せて、目的とする文字だけを簡単に押すことができた。スラスラと文字入力ができた女性は、うれしそうに笑う。

今度は、口から出た唾液を拭おうとするが、ティッシュを持つ手を口元に上げることができない。本間さんは唾液を吸引するチューブの先端の穴を増やし、その周りに口腔ケア用のスポンジをつけて、彼女の口に入れた。唾液がよく吸えるようになった。

「ほら、口の中の水分がこんなによく吸い出せるんだから、飲みたいものを口の中に入れても大丈夫だよ。何を飲んでみたい?」

本間さんが聞くと、女性はアイスコーヒーをリクエストした。吸い飲みを使って、左から少しのコーヒーを入れ、右からポンプを使って吸いとる。実際に飲みこむことはできないが、一年ぶりのコーヒーを舌で味わえる。

「次はコーラが飲みたい」と彼女がスマホを通じて伝える。何年ぶりかの炭酸の弾ける感覚に、ほとんど表情が乏しくなった顔からも、うれしそうな瞳の光が感じられる。

これは、本間さんが、患者本人の許可を得て撮影した動画だ。

一週間後、女性の容態は急激に悪くなった。呼吸が苦しそうな女性の手を取り、本間さんが語りかけている。虚ろな瞳で本間さんを見つめる女性の表情は、先ほどの映像とは別人のようだった。

「今度はビールを飲む（味わう）はずだったじゃん」「でもリハビリ室でいろいろ試せてよかったよね」「この動画、みんなに伝えても大丈夫？　いつでもどんな時でも、できるだけ、できることをやっていくことが大事だって伝えるためにね」「いい？　ありがとう。ごめんね、手をつなぐことしかできなくて」

本間さんの語りかけ一つひとつに、ゆっくりとまぶたを閉じて答える女性。ありがとう、また来るね、と別れた数時間後に女性は亡くなった。

作業療法士である本間武蔵さんは、都立神経病院でＡＬＳの患者を多く担当してきた。呼吸器をつけることを選ばず亡くなる患者も見送ってきた。本間さんは、呼吸器を選ぶ人に対しても選ばない人に対しても、苦しさを少しでも緩和し、今、生きている喜びを感じてもらおうといろいろな工夫をしてリハビリに励んでいる。

本間さんは、二〇〇四年頃から気管切開をする患者が事前に声を残せるしくみをつくりたいと考え、長崎在住の脳性小児麻痺患者であるプログラマー吉村隆樹さんに開発依頼をして、「マイボイス」というソフトを完成させた。ＡＬＳやＭＳＡ（多系統萎縮症。小脳が変性する病気）、筋ジストロフィーなど、呼吸が難しくなり気管切開が必要になる病を持つ患者が、「自分の声」を録音しておき、あとでそれを使って文章を読みあげることができるというソフトだ（残念ながら、「マイボイス」は公一さんの気管切開手術時には間にあわなかったが、本間さんは公一さんに音声バンクに登録された別の人の声を使って文章を読む音声ソフトを紹介してくれた。公一さんはこの声を「第二の自分の声」として一〇年以上愛用している）。

自分の声で伝えたいこと

公一さんが気管切開手術の直前、声を失いたくないと号泣したように、ＡＬＳ患者にとって声を残すことはとても大切だ。ときにはそれが選択を変えることもある。

「ある男性患者さんで、呼吸ができなくなったらそこまでの命だ、と頑として意見を変えない人がいました。僕はせめて、そのときを楽しく生きるためのお手伝いをしようとリハビリやケアの道具を工夫していました。するとあるとき、彼はなぜか『声を録音しませんか』という僕の誘いにのってくれたんです。声を残した彼は、気管切開手術を受けるという決意にたどりついて、六年経った今も、積極的に生きていらっしゃいます」

本間さんが見せてくれた写真には、呼吸器をつけながら笑顔の家族に囲まれてパソコンに向かっている男性の姿があった。

「公一さんの姿にも似ていますよね」と本間さんは言う。

さらに別の映像を見せてくれた。

ある女性は、「マイボイス」に残された自分の声で、幼い孫に絵本を読んでいた。女性の指がセンサーに触れると、彼女自身の笑い声が聞こえる。さらに「歌ってもいいかしら」とマイボイスで前置きをし、本人の声で唯一残した歌「木綿のハンカチーフ」が再生された。

「つらいときもありましたが声を残してよかった。笑い声や笑顔がつくれなくなった私にとって、宝物です」と女性はビデオのなかで答えていた。

「ALSは声だけでなく、ジェスチャーや顔の表情も失われていく病気です。最後は笑顔や眼球運動の働きまでなくなる人もいる。だから声を残したいという思いが、ほかの病気の患者さんよりもさらに強いように思います。そして、マイボイスを通して患者さんが自分の声で何かを伝えたいことがあるとすれば、それは多くの場合、家族に感謝する言葉だったり、幼い子どもへのメッセージだったりするんですよ」（本間さん）

笑い声や自分の声、息づかいを家族に残したいと願うのは、とても人間らしい欲求のように思える。「呼吸器をつけてまで生きたくない」のなかには、自分らしさを失って、家族や親しい人との関係を壊してまで生きたくない、という意味も含まれているのではないだろうか。そんなときに、何かひとつでも自分を感じてもらえるものが残されていたら。本間さんが出会ってきた幾人かの患者のように、選択が変わることもあるのかもしれない。

「前向きにＡＬＳを生きている患者さんが必ずおっしゃるのは、『自分が楽しく生きていることを伝えたい』ということです。マイボイスを使ったやりとりで、『生きるということは確かに私にとって楽しみ』だと言ってくれた人もいました。私にできることは、患者さんが今生きている時間を少しでも安心・安全に楽しんでもらえるよう、工夫をすること。そして、その方の人生を生ききっていただけるよう手助けすること。その一環としてご本人の声を残すということを続けています」（本間さん）

いろいろな方法で、ＡＬＳ患者が生きる道を支えようとしている人たちがいる。

「死にたい人など、いるはずはない」

公一さんのところには、同じ病気になり、生きることに迷う人たちから相談が寄せられる。「生きる希望がもてない」と嘆く声、「呼吸器をつけないことを決めた」という声。公一さんや節子さんでも、「生きない」という選択をする人を止めることはできない。これまで亡くなった多くの患者仲間を、悔し涙で見送ってきた。

その選択は個人の自由だ、という考え方もある。でも、公一さんは、「本当は死にたい人など、いるはずはない」と言う。

憲法第十三条の「生命、自由及び幸福追求に対する国民の権利」や第二五条の「健康で文化的な最低限度の生活を営む権利」、また、医師法一九条（「診療に従事する医師は、診察治療の求めがあった場合には、正当な理由がなければ、これを拒んではならない」）の示す道は、「生きられる命は救わなければならない」というものだ、というのが公一さんの考えだ。だとしたら、ＡＬＳ患者には人工呼吸器を勧めなければならないのではないか、と。

ところが前述のように、呼吸器を勧める医者は少数だ。

どんなに重篤な病を持っていても、障害があっても基本的人権は守られるはずのものであり、生きつづける方法を、医師が前向きに患者に伝えるべきだ、と公一さんはずっと訴えている。

〝あなたは、ALSになった。これから体中の筋肉が動かなくなっていき、平均三〜五年で自分で食べることも呼吸をすることも難しくなるでしょう。しかし、人工呼吸器をつければ生きられます。ご家族の負担は、介護保険や障害者制度を使えば在宅でも十分にカバーできる方法があります。一緒に考えていきましょう〟

そう語りかけてくれる医療者が増えれば、人工呼吸器をつけて生きる道を拒む数は変わるのではないか？

しかし、現状は、ALSの告知を受けた直後、情報があまりに少ないなかで、患者と家族は生きるか死ぬかの決断を迫られる。寝たきりになって管につながれ、家族に多大な負担をかけて生きる自分を想像すれば、どちらを選ぶほうが多いのかは容易に想像できる。そのことを、公一さんは憂いを通り越して、怒っている。

死を選ぶ権利

ALS患者が呼吸器をつけないのは、尊厳のある死に方だという考え方がある。あるいは呼吸器を一度つけても、それを取り外す自由が許されるべきだと。今、日本ではそんな議論が起こっている。人は生き方や死に方を選ぶ権利がある、と。

オランダやスイス、ベルギー、アメリカの一部の州など、主に欧州諸国では安楽死の容認、または医療関係者らによる自殺幇助《ほうじょ》を含む積極的安楽死が合法的に認められている。日本では医師や家族が安楽死に関与した場合、法律で罰せられ、殺人罪に問われる。

二〇〇四年に起きた「相模原事件」が一例だ。ALS患者である長男（当時四〇歳）の人工呼吸器を停止し、自らも自殺未遂を図った母親が殺人罪に問われた。母親は、「長男の懇願を受け入れて呼吸器を停止させた」と供述したが、翌〇五年二月の裁判で嘱託殺人罪となった。文字盤を使って長男が「呼吸器を止めてほしい」と実際に伝えたかどうかは見解が分かれる部分があったが、いずれにしても母親が息子の看病を二四時間三六五日、一手に引きうけていた事実があったことは間違いない。

また、二〇〇六年には富山県射水市民病院で、医師がＡＬＳ患者七名の人工呼吸器を外して死亡させた事件があった。このときにも、家族や本人の希望や同意があったかどうかが争点になった。

こうした事件を受けて、一般財団法人「日本尊厳死協会（前「安楽死協会」）」は「延命治療の中止」や「患者や家族の意思表示による医師の薬物投与」を含む積極的な尊厳死の合法化を求める活動を続けてきた。

現在は、治療や回復の見こみがない場合のみ、無為な延命治療を望まないと患者が事前に意志表明をする「リビング・ウィル」を医師に提出するケースが増えている。ＡＬＳに限らず、回復の見こみがなく死期が迫っている患者には、人工呼吸器や心肺蘇生装置、点滴での栄養補給を含めた人工的な延命治療を行わないことが「尊厳死」であると考えられつつあるのだ。

しかし、「尊厳を持って生きる」「尊厳を持って自然な死を迎える」の定義は、とても一般化できるものではない。症状の進行具合や段階、また病気の種類が異なればなおさらだ。ALS患者に「回復の見こみがない」とはいえ、たとえば末期がんに冒され余命がいくばくもないという患者とひとまとめにして考えることはできないだろう。だからこそALSの呼吸器問題、尊厳死問題への見解については患者のなかでも意見が分かれている。

公一さんは、これまで一貫して尊厳死法制化に反対してきた。

「『尊厳死』についての佐々木の考えは一貫している。尊厳死を語る前に解決すべきこと、なすべきことが山ほどある。すなわち、ALS患者が『普通に生きられない理由』に『制度の不足』『訪問介護、ヘルパー体制の不足』『吸引などを含む医療環境の不十分さ』『ALSという病気の特性（治療法なし、進行性）』『患者の意志を継続することの困難さ』などがある。こうした事柄を一つひとつ解決していくこと、『命かくあるべし』という政治を、医療を、心より望みたい』というのが佐々木の切なる願いである。そしてそのために佐々木自身も活動し、『生きる』のである」（ナーシング・グラフィカ『社会福祉と社会保障』「社会とのつながりをもって生きるALS患者」より）

ＡＬＳ患者や家族にだけ生きるか死ぬかの問いを押しつけるのではなく、その前に福祉制度や医療・介護環境を整え「普通に生きる」の定義を広げる努力をするべきだというのが公一さんの考え方だ。

呼吸器をつけて生きるかどうかを、本人や家族の〝意思〟に任されるのがいいことのように言われるが、果たしてそれは本当の意味で「個人を尊重」していると言えるのか。呼吸器をつければ生きられる。しかし、自分が思い描くように生きたくても生きられないという現実が立ちはだかっているとすれば、整えるべき支援があるのではないか。

公一さんはそれを訴えるために、二四年のＡＬＳ人生を注いできたとも言える。

生きる道をつくる

「公一さんのように生きられるなら、誰もが生きたいと思うでしょうね」

川口さんも、本間さんも、ヘルパーも学生アルバイトも、みんながまったく同じことを言った。もし、公一さんのように慣れ親しんだ自宅で、二四時間看護・介護を受けられ、信頼するパートナーと同じ気持ちで前を向き、仕事を持ち、外に出向いて人々とつながり、ときには講演活動や著書の執筆をし、旅行に出かけたりできるなら。目標を持って日々を生きられるなら。誰だってそのように生きたいと思うでしょう、と。

だがそれがかなわない人が多いのだ。行政の制度や情報の地域格差、家族構成やその関係性、身近な協力者の数、進行速度、発症時の年齢や職業、金銭的余裕。さまざまな要因で、公一さんのように生きられるALS患者は少ない。今でも多くの患者が、家族にしか頼ることができず自宅療養という名の孤立した生活を送っている。あるいは長期入院を選び、ベッドの上でほとんどの時間を天井を見つめて過ごしている。

では、公一さんは、幸運な患者なのだろうか。

たまたま才能や人望があるおかげで、社会のなかで重要な人物になることができ、たまたま充実した毎日を送ることができた、ごくひとにぎりの恵まれた人なのだろうか。

それは——。

「それは、違うでしょう。努力の結果ですよね。公一さんや節子さんの努力が一つずつ実を結んでいった。それだけですよ」と、川口さんは言う。

発症から数年間、公一さんは毎日のように涙を流し、何度も虚しさと情けなさに打ちひしがれた。

ただ、絶望と希望をいったりきたりしながら、公一さんは自分にできることや与えられた役割を探していった。患者会をつくること、事業所を運営すること、ほかの障害者の助けになること、制度を整えるために国に働きかけること、自分の楽しみを見つけること。すべてやると決めたら、周囲に助けを求めながら目標に向かって日々を生きてきた。そうしてかなえてきた。超人だからではない。「生きる」を選びつづけるためにはどうしても必要なことだったからだ。

第五章　つながる

～かけがえのない「普通」～

Q
ＡＬＳという難病と闘いながら
なぜ前向きにいろいろなことに
挑戦できるのですか？

A
人間には本来、
役に立ちたいという本能があると思います。
助けられてばかりの自分から
助ける側にまわることで
人生は一変すると信じているからです。

次世代へ

ある日、いつものように佐々木家を訪ねると、公一さんはご機嫌だった。一歩居間に入ると、空気がどこか明るさを増している感じがした。

ちょうど朝の訪問入浴サービスが終わり、さっぱりとした顔で車椅子に乗ったところだった。さっそく部屋のすみでヘルパーを呼び、文字盤で節子さんに伝える。

「かんそうぶんみせて」

自分に見せてと言っているのでなく、私に見せて、と言っているのだ。節子さんはうれしげに、「そうそう」と分厚いファイルを持ってきてくれた。

公一さんが講演を行なった都内の大学の看護学生たちからの感想だった。八〇枚はあろうかというレポート用紙に、手書きの感想がぎっしりと書かれている。

「昨晩はこれを読んでいてお父さんも私も寝不足なの。驚いて、うれしくて一気に読んだんですよ」と節子さんが言い、公一さんもニコニコしている。

レポートを読んでみると、共通した感想がいくつも見つかった。

「もし自分がＡＬＳになったら呼吸器をつけて生きたいか、という問いへの私の答えはノーだった。でも佐々木さんの話を聞いて考えが変わった。呼吸器をつけて佐々木さんのように生きられるなら、私もつけたいと思った」

「ＡＬＳを発症したら、自分が生きることで家族に負担がかかり、迷惑をかけてしまうと思っていた。でも奥様の話をうかがって迷惑を少しかけてもいいんじゃないか、と思えた。人生をあきらめてしまえば、何もなくなってしまうけれど、強い意志があれば、やりたいこともでき、楽しい思い出もできる。生きていればまだまだ人生を楽しむことができるということを、佐々木さんから学んだ」

「今まで（ＡＬＳ患者を）『横たわるだけの体になった人』としか考えられていませんでした。今回お話を聞いて、その人が周りや社会にとってどのような存在であるか、その存在がどのような意味をもつのかを考えていくきっかけとなりました」

これらの「もし私がALSになったら」という問いは、担当講師が事前に学生たちに投げかけていたものだ。

「あなた自身がALSになった場合、人工呼吸器をつけて生きる道を選びますか？　つけずに死を選びますか？」

この問いに対し看護師を目指す学生の九割が「死を選ぶ」と答えていた。その理由は、「動くことができず、誰かの世話を受けて生きるのはイヤ」「多くの人に迷惑がかかる」「寝たきりで生きる価値がない」「家族に迷惑がかかる」など、多くのALS患者の葛藤と重なっている。

だが、「死を選ぶ」と答えていた学生の多くが、公一さんの姿を見て、節子さんの家族としての言葉を聞いて、また介護者としての〝チーム佐々木〟の姿を見て、「考えが変わった」「佐々木さんのように生きたい」「患者の生きる気持ちを支える看護師になりたい」と発言を変えている。

これは、佐々木夫妻が何よりも看護・介護を学ぶ学生たちに伝えたいことだった。

人工呼吸器をつけても生きられる。生きつづけることに価値がある。それを支える医療・福祉関係者が増えてほしい。人工呼吸器をつけて生きることを応援し、支えてほしい。その思いが一〇年以上続く学校講演を経てようやく伝わった実感が生まれていた。

一〇年の学校講演

ここ一〇年、都内近郊のいくつもの福祉大学、看護大学、専門学校から、公一さんに特別授業のオファーが届くようになった。現在一五箇所もの学校・医療施設で公一さんは毎年講演を行っている。

この新しい役割は、公一さんにとって生きる喜びになっていた。看護や介護を学ぶ学生たちに、自分の体験を伝え、福祉のあり方を学んでもらおうというものだった。

「まさかこんなに長く、たくさんの学生さんたちに佐々木の闘病と生き様を語る機会があるなんて想像もしていなかった」と節子さんは言う。

「ここまで続けてこられたのは、なんと言ってもやはりお父さんが二四年間、ＡＬＳとともに生きてこられたからですよね。学生さんたちとのやりとりを通して、少しはお父さんの闘病が人の役に立っているのかな、と思えることが私たちにとってはうれしいの」

人工呼吸器につながれた車椅子姿で学生たちの前に立てば、はじめて見るＡＬＳ患者の姿を前に、思わず息を飲む学生も多い。
「ありのままの姿を見せる」と決めた公一さんが、世代が異なる若者たちを前にその姿をさらけ出し、話しかけてきた。

講義の進め方はどの学校でもおよそ同じ流れをとっていて、まずは介護福祉士の松本さんから文字盤の使い方についての講座が入る。福祉や看護を学んでいても文字盤を使った経験がある学生は、ほとんどいない。学生たちは戸惑いながらも、楽しそうに文字盤に挑戦し、場が和んでいく。

その後、節子さんから介護制度や医療制度の利用についての解説が入り、最後に、公一さんが日常生活の写真をスライドショーで見せながら、音声ソフトを使って、ＡＬＳ患者の思いを伝える。

資料は、事前に学生たちから寄せられた質問に、一つひとつ答えていくというもので、このために、毎回公一さんは膨大な時間をかけて、資料づくりをする（学生からの質問と公一さんの答えの一部は、巻末「看護・福祉学生との対話」参照）。

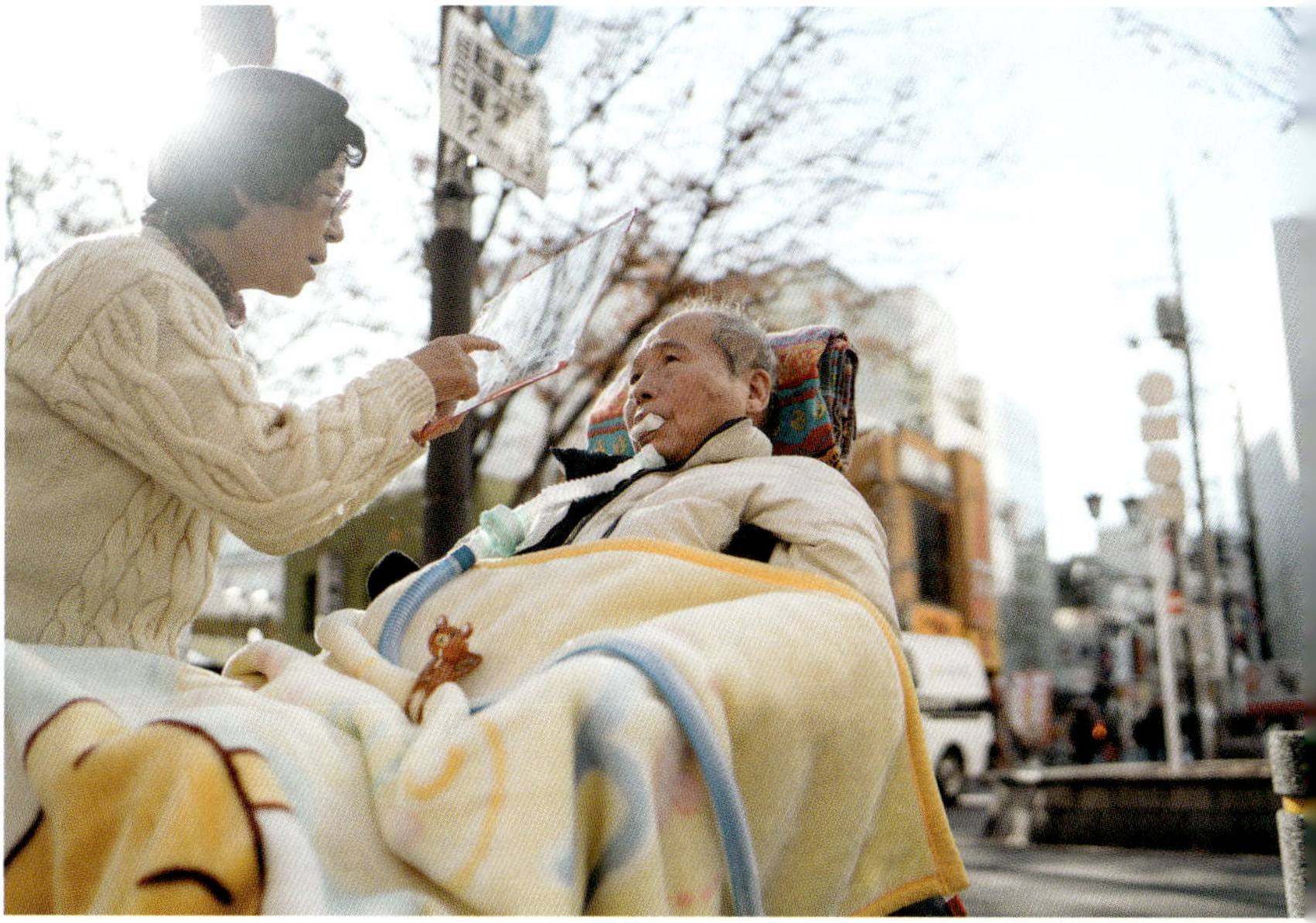

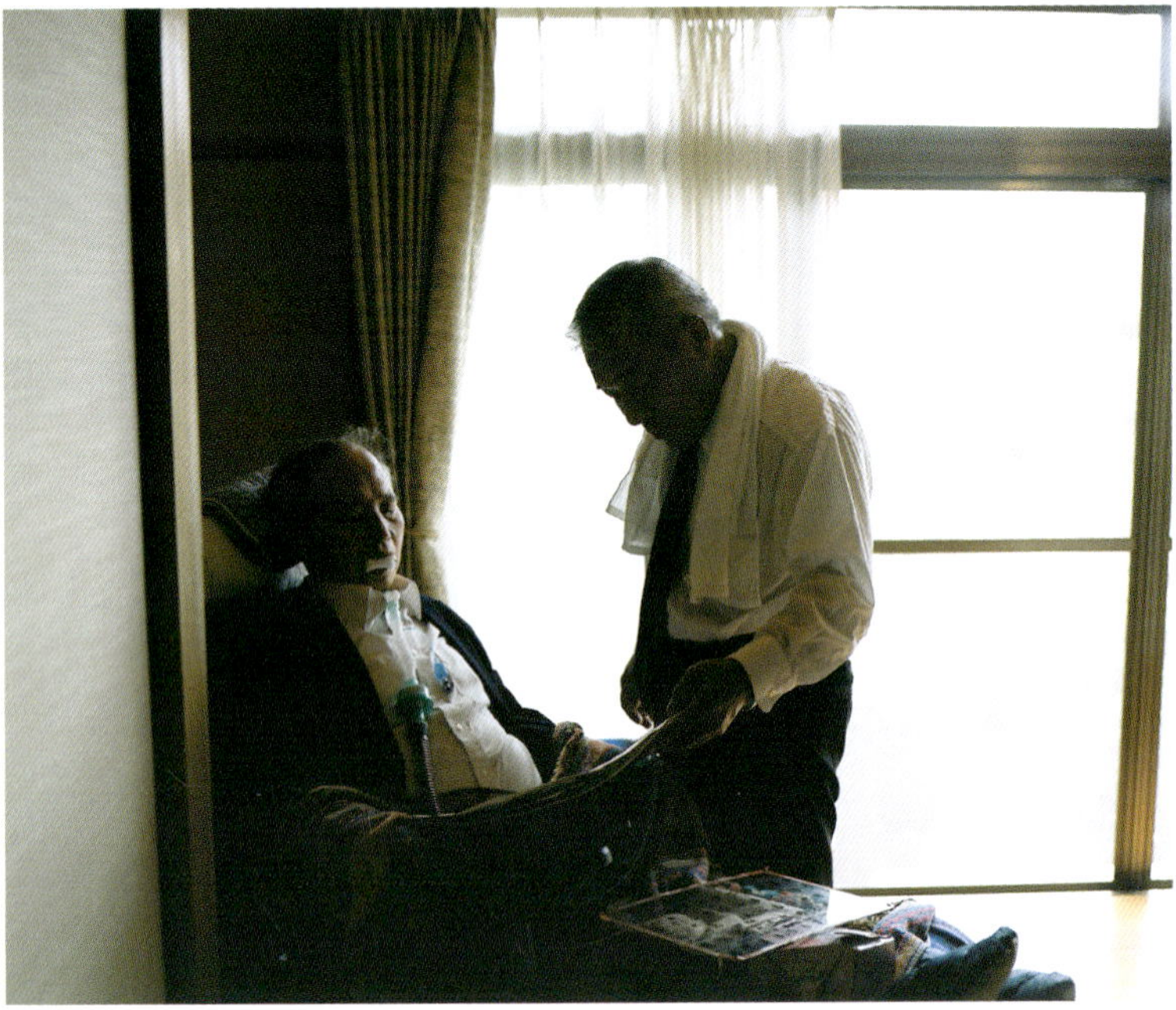

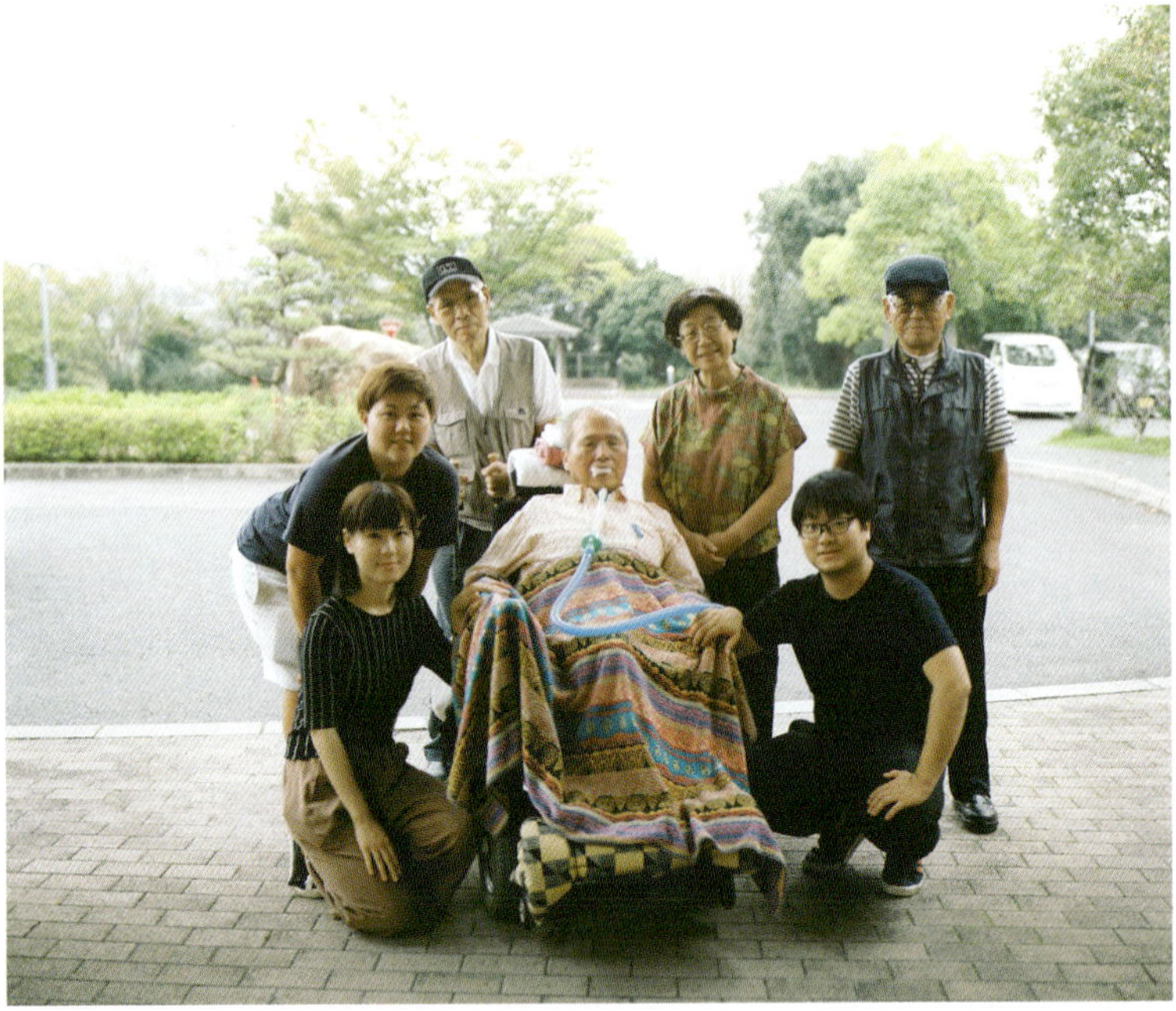

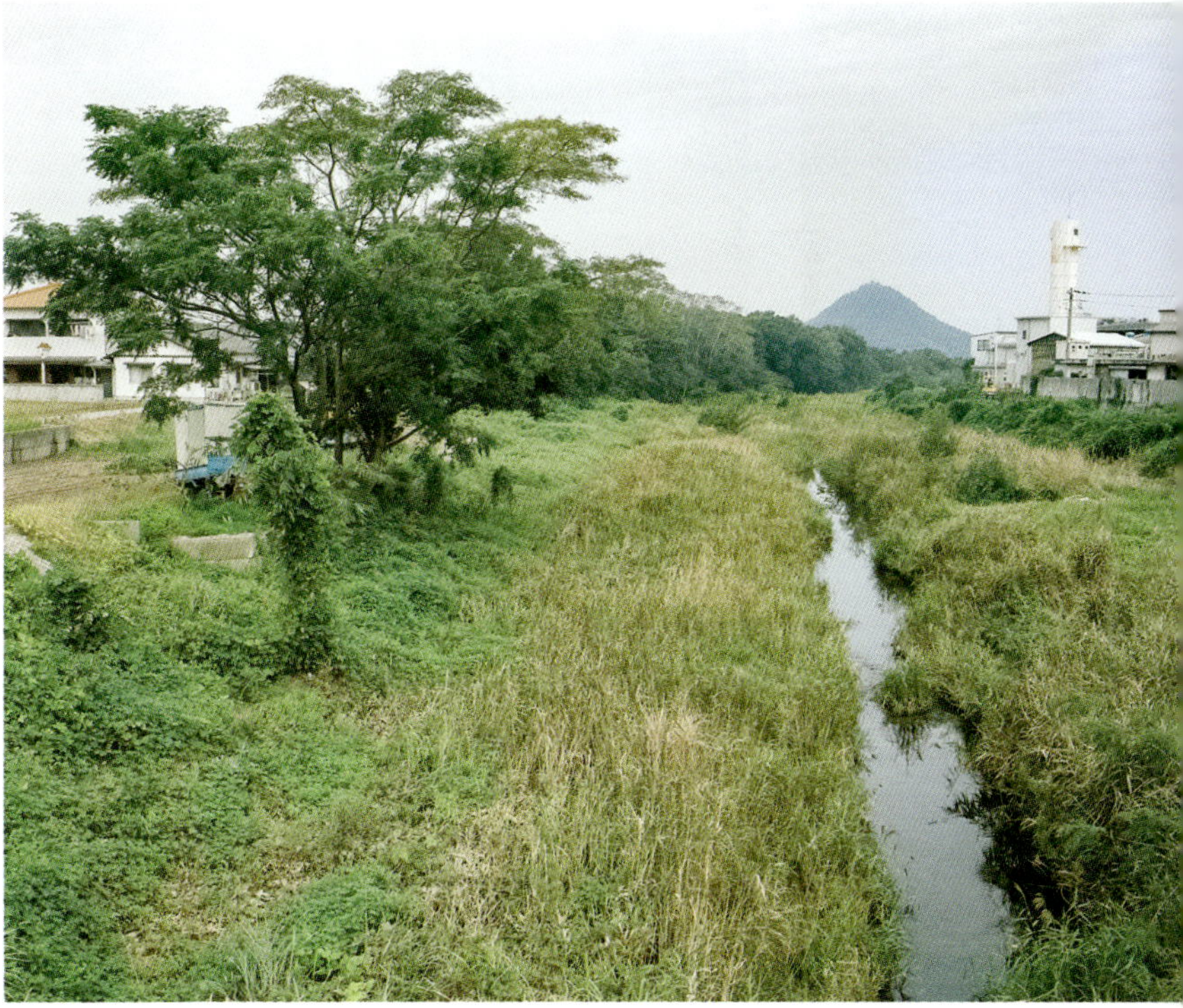

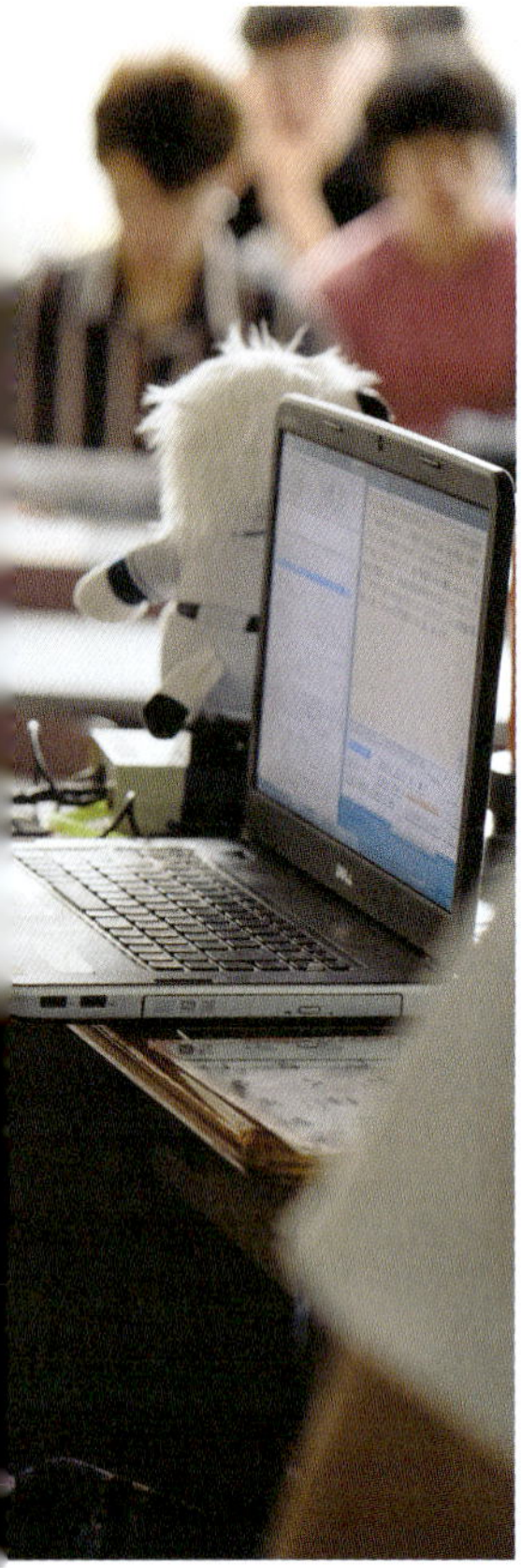

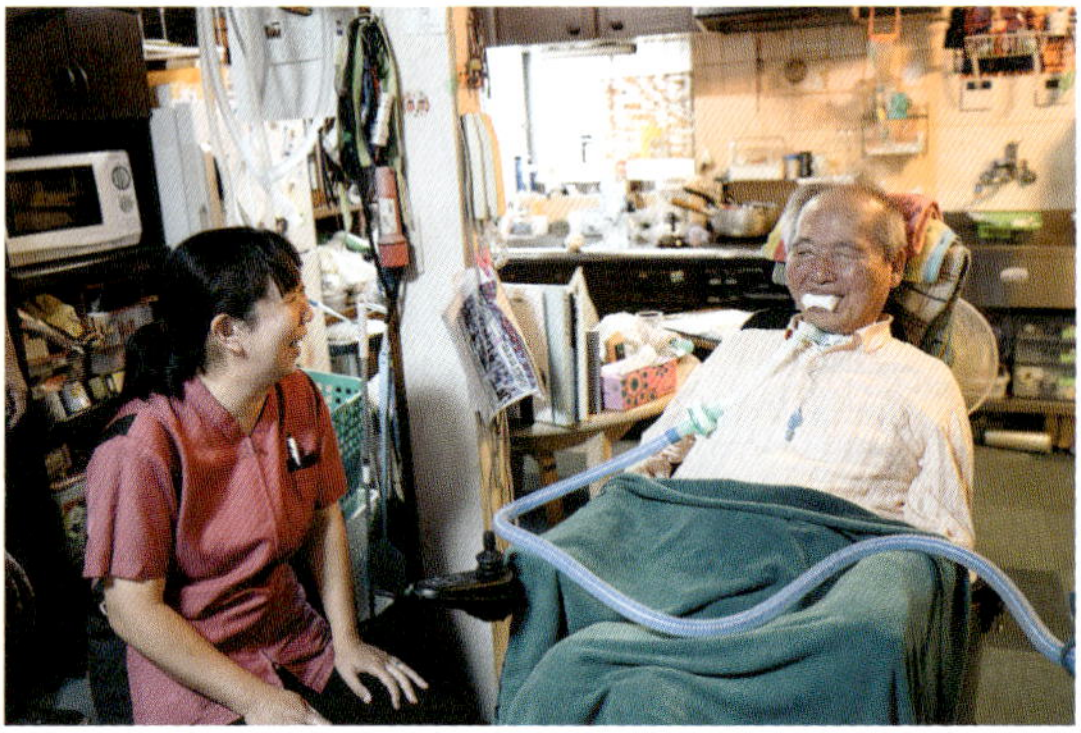

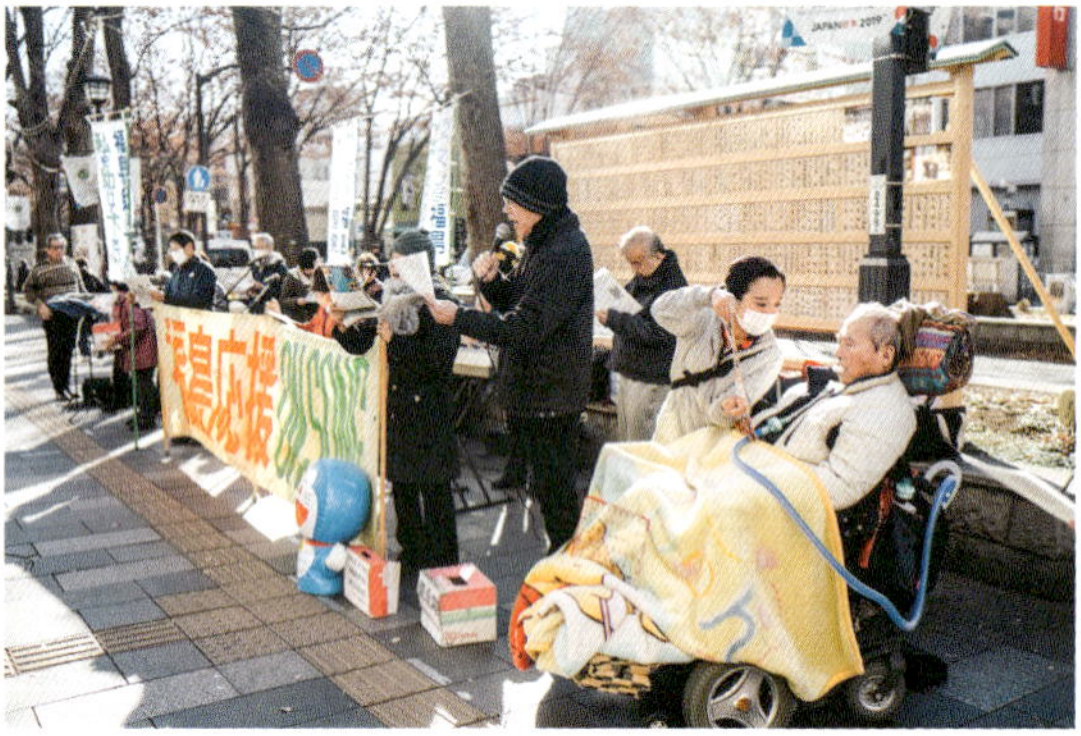

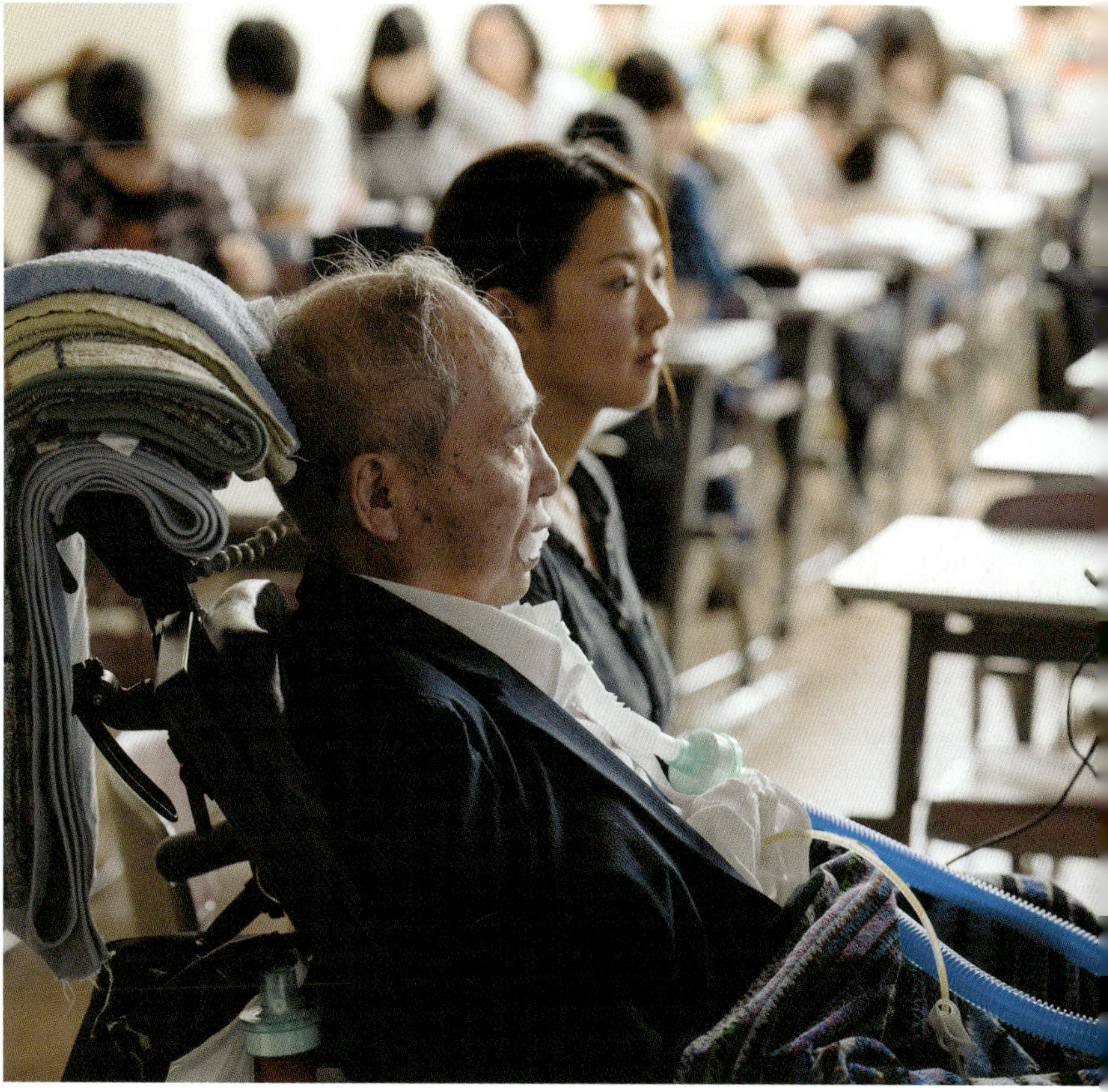

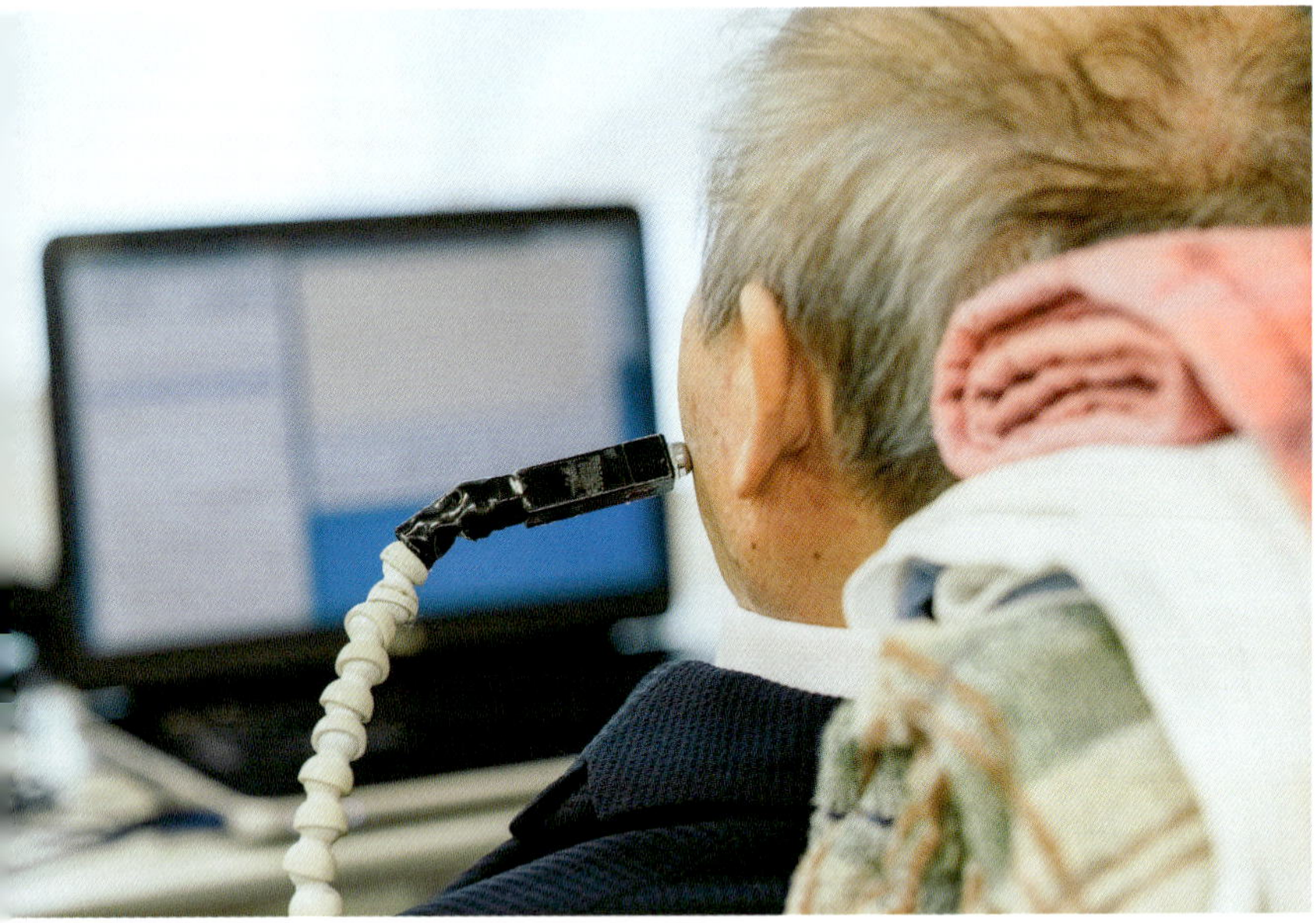

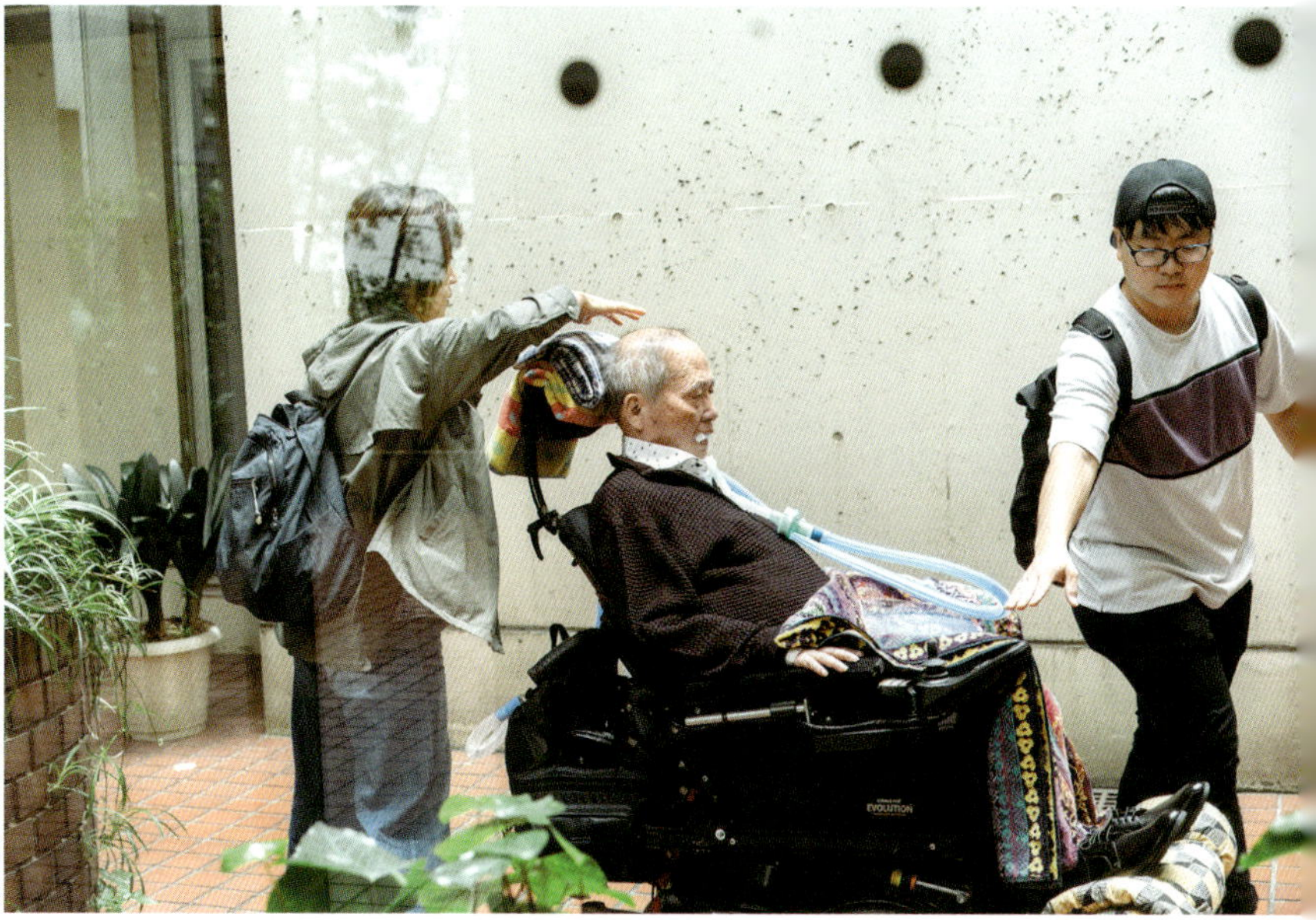

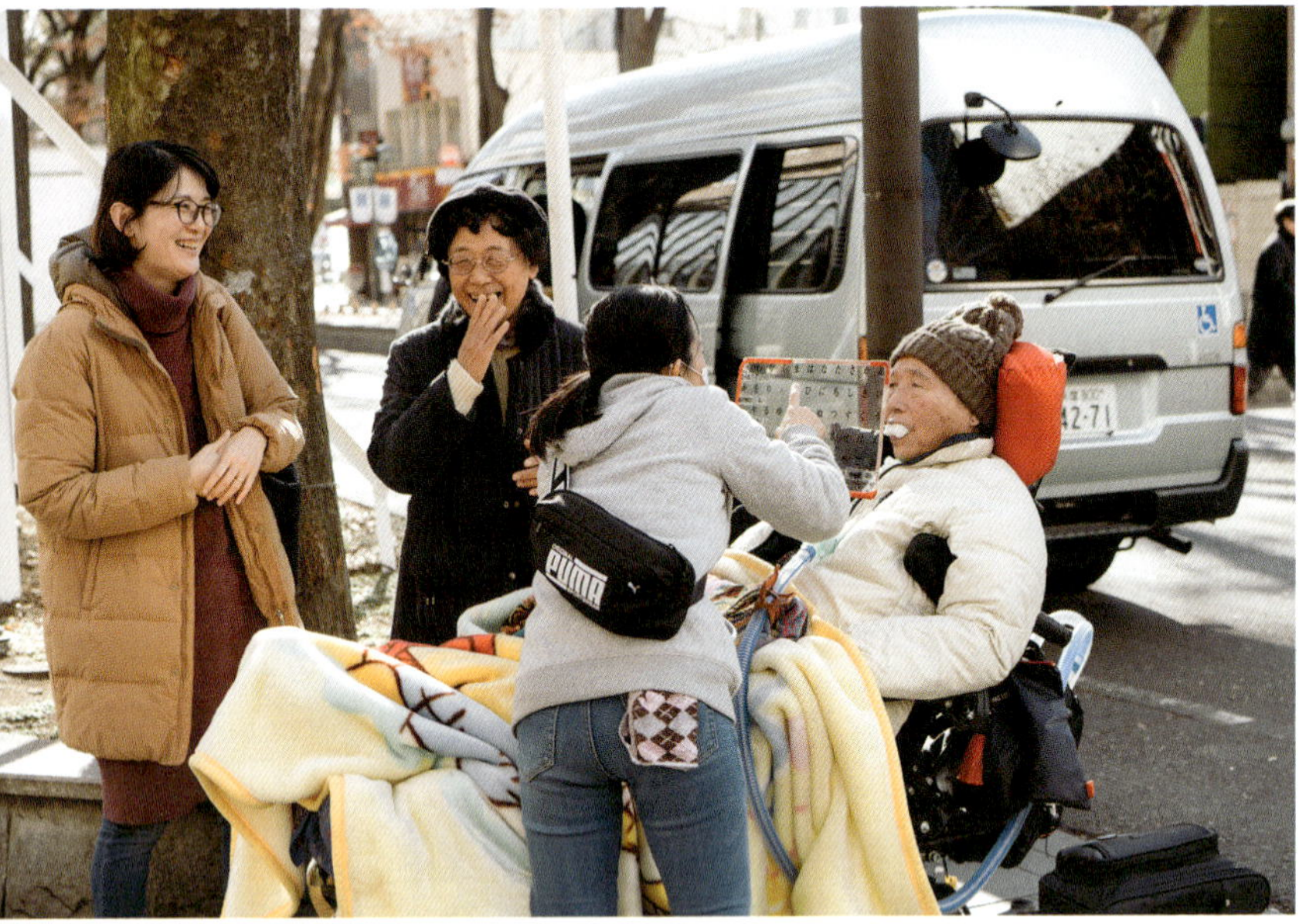
PUMA

公一さんが講演を行っている大学に白梅学園大学・短期大学がある。元教授の関谷榮子さんは、公一さんに講演依頼をしたときのことをよく覚えているという。

きっかけは、教え子が「わの会」のヘルパーとして就職したことだった。

「佐々木さんにお会いして、この人はすごい方だと。呼吸器をつけて生きることを選ぶ患者さんの存在は、学生にとって大きな学びになるだろうと思いました。重度の障害を抱えて絶望する患者さんも多いなか、公一さんはまさに生命力そのもの。障害を抱えても力強く生きている人がいるということを、知ってもらいたいと思ったんです」

関谷さんは、もともと筋ジストロフィー症患者の在宅ケアについての研究を専門とし、患者の側から介護や看護のケアを考える「患者学」という概念を生みだした。

「医学、看護学、介護学という学問領域があるのだから、患者学という学問があって当然だと模索していたのです。支援を受ける患者さん本人がケアに求めることを伝えてくれることが、何よりも福祉の質を高めると信じていました」

学生の授業への集中度は、想像以上だった。現在、関谷さんから引き継ぎ、介護福祉概論の授業を受け持つ午頭潤子さんも、公一さんたちが学生に与える影響の大きさに驚いているという。

「講義の際は、毎回奥様や数名のヘルパー、運転手さんなど〝チーム佐々木〟を組んでいらっしゃいます。患者さんである佐々木さんを中心に、奥様や支援者がとても明るくいい関係を築いているのがすばらしいですよね。介護を〝受ける側〟と〝提供する側〟に分かれるのではなく、本人や家族、専門職が一緒になって〝当たり前〟の日常を生きている。そんな姿が学生たちにも一目で伝わるようです。ＡＬＳだけでなく、認知症や重度の身体障害になったら、施設に入るか、家族だけに介護が強いられるかしかないと考えている学生も多いなか、本人や家族が望む形に専門職が寄りそい生きる佐々木さんの生活に触れられることは、学生にとってとても大きなことです。また、障害のあるなしに関わらず、佐々木さんの人となり、やさしさ、悲観しない強さが学生たちにも魅力的に映るのだと思います」

白梅学園大学だけではなく、学校講演を終えると、公一さんのところで介護のアルバイトをしたいと申しでる学生が毎年必ずいる。彼らは「わの会」で重度訪問介護従業者の資格を取り、公一さんへのケアから介護を実戦で学ぶ。公一さんは自分が患者として彼らから支援を受け、同時に〝良い支援〟とは何かを生活を通じて伝える。やがてその学生たちが経験をつみ、また新たに重い障害を抱える別の患者の支援者になる。そういうサイクルがこの一〇年で形づくられてきた。前出の、佐々木家の学生ヘルパー石塚大也さんもその一人だ。

彼は今、四年間の佐々木家での介護経験を生かし、社会福祉士としての一歩を踏みだそうとしている。

ALS患者である意味

学校講演をはじめるきっかけとなったのが、二〇〇七年から二〇〇九年まで通った大学院だった。ある講演会で、ALS患者として闘病生活を話す公一さんのところに、東海大学の福祉研究室から「共同研究をしないか」と誘いがあったのだ。

「ALSになった自分が大学院を受験することになるなど、夢にも思っていなかった」と公一さんは言う。しかし、患者になったからこそわかる、理想の看護や介護像があった。介護事業所を運営することで感じる福祉の課題も山ほどあった。

「患者の人生そのものが多様で、病気も受けとめ方もまた多様であるなら、ケアの形も多様でなければなりません。必要な質と量のケアが必要な人に届けられなければなりません。難病患者に対するとき『あなたはこれから、どんな新しい人生を送りますか？つらいこと、苦しいこともあるけれど、無限の可能性に満ちています』と言ってあげられる、ケアの理論を勉強したいと思いました」（公一さん）

この大学院受験は公一さんにとって、ＡＬＳ患者になって以来最大の挑戦のひとつだった。何しろ、呼吸器につながれた車椅子のＡＬＳ患者が、大学院を受験するなど全国でも前代未聞のことだ。「難病の五九歳、目線で文字盤を指し受験」と新聞やニュースでも大きく報じられた。

当日は午前五時起床で準備をし、ヘルパー三人と運転手、節子さんと公一さんの総勢六人が受験会場につくと、報道陣や医療関係者を含めた大学職員が揃って出迎え、公一さんたちを驚かせた。

試験は、二つのテーマで論文を書く試験と、面接だった。自分で書いたり話したりできない公一さんには、特別な受験体制が組まれた。問いを読んだ公一さんが、文字盤でヘルパーに考えを伝える。ヘルパーから聞いた答えを節子さんが答案用紙に書くといった形だ。面接もヘルパーが代弁する。合計四時間以上、通常の受験の二倍の時間がかかった。

試験直後は「もうちょっと勉強しておけばよかった」と苦笑いしていた公一さんだが、二週間後、自宅に合格通知が届くと、満面の笑みを浮かべてＮＨＫの取材に対してこう答えている。

「生きるとは可能性に挑戦すること。難病中の難病ということに呪縛されすぎていた。今はなんでもできると思っている。ＡＬＳよりもっと苦しんでいる人たちもいる。そういう人たちの役に立てるようになりたい」

公一さんの発言を文字盤で読みあげながらながら、節子さんは感慨深そうにこう漏らした。

「やっと、そういうふうに思えるようになった、ということですよね。受験に挑戦したことで、生きる力をまた一つ与えていただきました」

大学院進学はＡＬＳ人生一〇年目の大きな節目になった。患者にしかできないことで、社会の役に立ちたい。その思いが公一さんを突き動かした。二年半をかけて週二回、片道二時間の道のりを通学し、修士論文に取りくんだ。

公一さんの論文のテーマは「ＡＬＳ療養者ができることを見いだすきっかけと促進要因」。

日本ＡＬＳ協会を通じて、合計七〇名のＡＬＳ患者にメールでアンケートを実施し、性別・年齢、家族構成、家族のなかでの役割、社会的役割、患者仲間との交流、パソコンの利用の有無、医療・福祉制度の活用度合などから、ＡＬＳ患者の意欲や生き方、活動にどのような影響があるかを調べていった。

修士論文の指導教官の一人元東海大学健康科学研究科の北野庸子教授は、公一さんの論文を高く評価している。

「日本にいるＡＬＳ患者は、当時約九〇〇〇人でした。そのうち七〇人もの患者を対象に率直な意見を聞き、まとめたのですから論文は非常に価値があるものです。何より、目と頬のわずかな力しか残されていない状態でも、こうして一文字一文字頬を動かして、膨大な時間をかけて論文を書くことができると証明したこと自体が大きな功績ですよね」

論文は、ＡＬＳ患者であっても、社会と積極的に関わることでさまざまな役割を担えることを実証する内容だった。

「焦らずゆったりした気持ち」で、「趣味や生きがいを探し」、「がんばりすぎずあきらめず」、「できることを見つけてゆっくりチャレンジ」し、「仲間をいっぱいつくって、自分にこだわって」、「プラス思考で」、「孤立せず、コミュニケーションを大切に」、「積極的に外に出ていくこと、病気を周りの人々に知ってもらうこと」、「自分のしたいこと、してほしいことを遠慮せずに伝達すること」。

そんな言葉が公一さんの研究に協力したＡＬＳ患者たちから届いている。

「ＡＬＳは、普通だったら『何もできない無力な患者』と思われてしまうほどの障害をともなう病気です。でも、患者さんの内側には広い可能性が広がっていて、周囲に支えられることで、自分らしく生きることができると佐々木さんは教えてくれました。ＡＬＳというのは、人間の存在のあり方そのものの意味を突きつけられる病気なのだと、佐々木さんと出会うことで知ることができました」と北野さんは言う。

支える人になる

大学院や学校公演を通し、支援を受ける立場でありながら福祉のあり方を世の中に問いつづけている公一さんは、ＡＬＳ患者だからこその生きがいを見つけたとも言える。目標を持って生きる公一さんの姿に、学生たちが悩みを吐露する手紙や感想文を送ってくることが増えた。

ヘルパーとしてアルバイトに来る学生からも、公一さんはよく悩みをもちかけられる。介護中のおしゃべりから、家族や就職のことで思いつめていることがわかる。将来が不安だと嘆く学生もいるという。

自殺願望がある、重い病を患った経験がある、家族と確執がある、生きる意味を見いだせない……そんな悩みが公一さんにぶつけられる。

生きるか死ぬかという重い病気や障害を抱えている患者さんに、よく自分の悩みを率直に打ち明けられるものだ、と驚きもするが、逆に公一さんだからこそ話したくなるのかもしれない。学生たちのそんな気持ちはどこかわかる気がした。

競争ばかりが激しく、インターネット上で誰かの成功をうらやんだり、批判しあったりすることが増え、自らの抱える病や苦悩、弱さや生きづらさを、身近な人と分かちあうことが難しい世の中になってきている。明らかに自分よりも重い苦労を抱えながらも、周囲の人たちに支えられ、愛され、やさしさを交換しながら笑って生きている公一さんが、まぶしく映るのだろう。

「障害者であっても、ただ生きていることに価値がある」と言いきることができる公一さんに、「ただ生きていていい」と言ってもらいたくなるのかもしれない。


「生きることは、誰もが迷っている」と公一さんは言う。

公一さんは学生たちの悩みを決して軽々しく扱ったりしない。話を聞いたあと一緒に考え、メールでアドバイスを送ることもある。

今、自分が生きる姿そのものが教科書になると信じるからこそ、学生たちの前に出ていく。どんな難病や障害を持っていても、生きつづけていることで、喜びも悲しみも味わうことができる、そのことを身を挺《てい》して伝えようとしている。

死は誰の前にもある

二〇一九年五月に佐々木公一さんは七二歳を迎えた。

「もうお父さんも歳だから」と事あるごとに節子さんは言う。公一さん自身も、「歳をとった」という言い方をすることがある。

たとえば、気温の変化に影響されて体調を崩しがちになったこと、外出が続くと疲れやすくなったこと、耳の聞こえがあまりよくなくテレビの音量を大きくしすぎること、日中は以前よりも眠る時間が増えたこと、少し忘れっぽいこと、大勢の仲間を集めてお酒を飲む機会が減ったこと。

公一さんは二〇一六年に十二指腸潰瘍の手術をした。

きっかけは胆嚢炎だった。ある日公一さんが右腹部の痛みを訴えた。

「最初は『おなかが痛い、できものがあるようだ』というので診ていただいたのだけど、なんともないと言われたんです。それでしばらく放っておいたの。実はそれが胆嚢炎で炎症がひどくなっていたんですよねぇ」と節子さんは、たいしたことではないように話しだす。しかし、胆嚢炎からはじまった十二指腸潰瘍は、ALSになってから二〇年の節目に起きた、大事件となった。

胆嚢炎は簡単な手術で治るはずだった。しかし、入院をして三日目の朝、大量下血をする。神経内科でもなければ、文字盤を読める医師や看護師はほとんどいない。コミュニケーションがままならない入院中のストレスが原因で、十二指腸潰瘍を併発し、そこから出血が止まらなくなったのだ。

「急いで病院に行ったら、大量出血でもう真っ青な顔をしたお父さんがいてね。血中酸素量を指すサチュレーションの数字が素人目に見ても危険とわかるほど急速に下がっていったの。あのときは八割方、死ぬかもしれないって思いましたね」

大量出血を輸血で補い、内視鏡で潰瘍の処置を行うことになった。しかし、節子さんは不安だった。

「呼吸器をつけて一〇年が過ぎたALS患者さんが、本当にあっけないことで死んでしまうのを何度も見てきたんです。お父さんはほかに大きな病気もしないできてくれたけど、感覚的に、今回は危ないかもしれないって思いましたね」

どんなときも「生きる」

潰瘍は十二指腸の筋肉に張りつくようにできており、筋肉に傷がつかないよう慎重な処置が必要だった。一回では取り除くことができず、嘔吐や失禁があるほどの苦痛を伴う内視鏡処置を一〇日間ほど続けた。朝には必ず大量の下血があった。

「あのときは、打ちのめされた」と公一さんが文字盤で言う。

「まるでボクサーがノックアウトされたみたいな顔をしてね。すごい形相で、敵かというように先生を睨みつけていたわよね。殺されそうなほど苦しかったって」

一向に回復の兆しはなく、難しいかもしれないと誰もが思った。意識が朦朧となる公一さんを、香川から駆けつけた家族や親戚が取り囲んだ。

入院時のことを、公一さんは翌年の年はじめのブログに書いている。

「昨年は人生最悪の幕開け。前年末の胆嚢炎から十二指腸潰瘍で四六日の入院、連日の輸血と手術、幻覚とストレスに悩まされる。ある日ベッドの周りに親戚一同が並んでいてドラマのシーンのよう。妻の手配と知るのですが、命の危険を思い知らされました」

（「週刊ALS患者のひとりごと」）

ALSを告知された直後に、「死ぬかもしれない」という思いに取りつかれていた夫妻を、二〇年後に再び襲った恐怖だった。

「真夜中に一人家に帰ってくると、真っ暗でね。普段は毎日たくさんの人が出入りして、おはようございます、今日もよろしく、ありがとう、なんて声が二四時間何度も続いている家なのに。お父さんが入院した途端、ぱたっと誰もこなくなってシーンとしてね」

節子さんは誰の声も聞こえない、真っ暗な家に一人座り、震えた。

「ゾッとしたわね。発病した当初の何もわからない慣れない怖さを通り過ぎてから、一番怖かったです。お父さんが死んじゃったら、この状態が続くんだなあって。でも『いや、まだここで死んでもらっちゃ困る』って思ったの。まだ誰かの役に立つことがあるんじゃないかって。それがこんなことで急にいなくなるなんて」

なんとか生かしてください――。一人、暗い部屋で祈った節子さんの願いが届いたのか、二週間近く経ったある日の内視鏡手術後に、公一さんの状態は波が引くようによくなっていき、出血はピタリと止まった。みるみる回復する公一さんに、誰もが胸をなでおろした。

「退院するとき、主治医の先生から、『内視鏡はつらすぎて、三回続けて受けられる患者さんはそうそういないんです』って後から言われて。それくらい苦痛の多い処置らしいんですね。『本当によくがんばりましたね』って、最後は先生も涙を流しておられました」

節子さんが「死んでもらっちゃ困る」と思ったように、公一さんも生きたいという思いを手放さなかった。

「お父さんは、つらい治療をもう続けないでくれと伝えることはできたんですよ。首を振るとか、口を開かないとかして伝えれば、医師も望まない治療はできなかったと思うの。でも、お父さんに生きないっていう選択肢はなかったのね。最後まで、選択肢があるなら生きるほうを選ぶんだな、と改めて知らされましたね」

こうして公一さんは、再び、佐々木家に戻って来た。

不自由なのは体だけでありたい

「病気をどう受容したのですか？」

そんな質問が、学生たちから投げかけられる。

しかし、公一さんはいつも、「障害を受けいれることはないと思っています」と答えている。ある日、突然理由もわからずＡＬＳが自分を襲った。今までできていたことがどんどんできなくなり、いろいろなものを失った。そのことを心から受けいれることなどできない。家族もそうだ。この病気にならなければどんなによかったか、元気なときのあの人を返してほしいという思いが消えることなどない。

　それでも前向きに生活を楽しめているように見えるとすれば、それは「何らかの価値観の転換」をしたからだ、と公一さんは言う。

　以前の人生で掲げた目標や価値観を手放し、今の自分から見える世界のなかに、できることや幸福を見いだしていく。それを広げるために少しずつ努力する。そうすることで公一さんは、ＡＬＳ患者として生きながら、自分らしく生きられる世界を取りもどしていった。

　公一さんが生きる力を取りもどすための「処方箋」が三つあるという。

「第一に、人と会うこと。ありのままの自分を人に見せること。元気な頃とは比べようのない、重い障害をもつ自分を、人に見せること」

「第二に、人生の目標を根本から書きなおすこと。たとえ何回も書きなおしを余儀なくさせられるとしても、自己の物語を書きなおすこと」

「第三に、患者にできることは何かを、自分なりに模索すること」

進行の恐怖におびえ、ＡＬＳを拒絶し、誰にも会いたくないと嘆いていた公一さんは、少しずつ心を開き、患者仲間とつながり、友人や知人に助けられ、求められれば社会に出て自らの体験を語った。

家族が介護の犠牲にならないよう、自ら事業を行い介護体制を築いた。自分以外の障害者にも必要な介護が受けられるよう国の制度改正を求めた。福祉に関わろうとする学生たちと積極的に関わり、自らの体を教科書にして、患者に寄り添うケアとは何かをともに考えようと呼びかけている。

公一さんは、不自由なのは体だけでありたいと思っている、と言う。

「本屋に行き、旅行に行き、家族と同じ場所にいて、同じ物を食べ、時々酒を飲み、自らの思想に基づく行動をためらわず行う。そして普通に生きたいと思っています。病気になる前と違うのは体だけでありたいと思っています。

時々、では普通に生きているか、と自問します。『七〜八割はそう思う』と答えが返ってきます。『ＡＬＳに私の人生を中断させない！』私の密かな人生の旗印です」

〝私〟は普通に生きられているのか？

「結婚して七年目でＡＬＳになったでしょう。だから、〝このお父さん〟が私の夫と思っているところはあるわね」と、お茶を飲みながら節子さんが言う。

まさか、こんな結婚生活になるとは、思ってもみなかっただろう。公一さんとともに、闘ってきた波乱万丈の二四年間だった。

でも、「豊かな人生を歩いてこられた、と思っていますよ」と節子さんは微笑む。

「もちろん治る希望は今も持っているし、進行は止まってほしい。でもおかげさまでこんなに元気で長生きできてね。子どもたちもそれぞれ自分たちの人生を生きているようだし。発症直後にはとても思い描けなかった家族の形があるでしょう。だから、私は、お父さんがいれば安心するの。安心って言葉が、この人に対して抱く気持で一番しっくりくるかな」

まっすぐな口調で彼女は語る。

だがそこにオチをつけるのも忘れない。

「ただ、本当にこだわりが強すぎるのはどうにかしてほしい。お父さんの場合はがんばればがんばるほど周りの人が迷惑するってことを、ちゃんとわかってくれないとね」

節子さんが、やれやれとため息をつくと、周りがどっと湧く。介護をしているヘルパーも、血圧を測っている看護師も、マッサージの準備をしているマッサージ師もみな否定をせずに介護の大変さを笑う。

そっと公一さんを振りかえると、頬を赤くしてやっぱり笑っている。

ここにいる全員がわかっている。公一さんがこだわって、積みあげてきた努力があるからこそ、公一さんの「普通」の日常が今も続いていることを。

公一さんの生き方は「普通」ではない。

重い障害を持っていること自体が普通ではない。家族や周囲の人の手をつねに借りて暮らしていることが普通ではない。呼吸器をつけて生きていることが普通ではない。

公一さんが命を継続させるために、膨大な人の手と、医療の力と、機械の力と、金銭的な支援が必要になる。公一さんがやりたいことをやろうとするときに、周囲を巻きこむことができなければ、とうていかなえることはできない。それを「普通」と言えないと言われれば、確かにそうだろう。

それに、公一さんが難病を抱えながらも、大学院に通ったり講演活動をしたりして、患者仲間や若い人たちを励ましつづけてきたことも、また「普通」では考えられないことだ。


しかし、同時に、公一さんの人生は、私たちと同じようにまったく「普通」の営みをつづけている。生きることはそもそも生かされることだ。私もあなたも、誰かによって生かされ、生きている。そのことに気がつけるかどうかで、「普通」の日常の色合いは変わってくる。より色彩が豊かになってくる。公一さんと過ごす日々のなかで、私自身の日常に新しい色が加えられたように。

公一さんが、周囲の人の手を借り、情けない姿をさらし、弱くなった体のなかに閉じこめられながら、それでも生きていく様子に、周りの人が励まされ、救われる。彼を通して、自分の人生に役割を与えられることで、また生きる活力をもらえる。

だからこそ、今、こうして公一さんの周りには、やさしさにあふれた人が集まっている。多くの支援者や仲間に囲まれ、笑いの絶えない毎日を送り、健常者以上に外出し、講演をし、世の中に発信し、そして人とつながっている。

公一さんが「普通に生きる」ために必死で取りもどそうとしてきたことのなかに、私たちが自分の人生を幸せに生ききるためのヒントが詰まっている。

だから佐々木公一さんに出会ってしまった人たちは、自分に問わざるをえない。

私は普通に生きられているだろうか?

精一杯、誰かとつながって、自分の可能性を信じて生きているだろうか?

明日やれることがある喜びを思って、眠れているだろうか?

一日の取材が終わり、最寄り駅まで車で送ってもらっていると、ふと節子さんがこう言った。
「さっきの話の続きだけどね、お父さんがどういう人か、どう思ってるかって話。私とお父さんは世界の大部分を共有しているんだと思う。仕事への価値観とか、社会の見方、病気に対する気持ちとかね。患者会でも仕事でも一緒だから、単純に共通の知人が多いということもあるけどね。同じ世界に生きている同志っていうか、仲間ということじゃないかなあ」

翌朝、パソコンを開けてみると、公一さんから一通のメールが届いていた。
「妻と私は、同じ目標を持っています。家族であり、仲間、一番信頼できる人です。同志でいてくれることが一番ありがたいことだと思います」

誰かのラブレター交換を盗み見したような気分になって、私はひとり画面を見つめて照れていた。

エピローグ

「公ちゃん」が育った橋のたもとから

二〇一八年九月、故郷の香川県に七年ぶりに帰郷するという公一さんたちの旅に同行させてもらった。

公一さんの子どもの頃を想像してみたかった。

どんな景色のなかでどんなふうに幼少期を過ごして、どんな思いを抱いて上京し、どうやって今のような人間性をもつようになったのか。取材を続けているうちに、公一さんのバックグラウンドが知りたくなったのだ。

そんなわがままを許してもらい、公一さんのお母さんの一三回忌に同行したいというお願いを、佐々木夫婦は快諾してくれた。

公一さんは、一九四七年、戦後まもない香川県に生まれた。佐々木家は村の多くがそうであったように農業を営み、米だけでなく、すいかやタバコなどさまざまな作物を育てながら、何とか生計を立てていた。男ばかり五人兄弟の下から二番目。戦後すぐの日本では、そう珍しいことでもなかったのかもしれないが、三人の兄たちはそれぞれに父親や母親が異なっていた。公一さんの両親にとっては二人で迎えるはじめての子ども。だから、「公一」と名付けた。同じ両親を持つのは、三つ下の弟、和則さんだけ。複雑な家庭環境ではあったが、祖父や兄嫁を含めて九人家族。兄弟はみんな仲がよく、家の仕事をよく手伝い、近くの川で水遊びをして育った。

高松市内から車で三〇分ほど走ると、低い山々に囲まれた田んぼが広がるのどかな風景が広がっていく。小さな橋を渡るとそこに公一さんの実家があった。庭先に弟の和則さんが立って待っていてくれた。上の兄たちがすでに亡くなったり香川を離れたりした今、和則さんは佐々木家の跡継ぎとなり、勤めに出ながら稲作を続けている。

車内から和則さんに会釈しながら、「全然、公一さんと似てないでしょう?」と節子さんは言うが、がっしりとした体つきはともかく、丸顔とたれ気味のやさしい目は公一さんとよく似ていた。和則さんは車椅子で車から降りた公一さんを見て、目を細めて駆けよってきた。

「兄ちゃん、全然変わらんのう。いや、腹が出よったか?」と肩を抱き体をさする。

親戚が集まるまで散歩をしようと、公一さんが誘ってくれる。「かわ」と指示を出し、車で通ってきたばかりの小さな橋へ向かうと、よく兄弟で遊んだという川が見えた。「ここでよく遊んだな」と和則さんが言う。石の橋のたもとに「いちはし」と彫ってある。「おばがつけた」と公一さんが言う。短歌の先生だった母方の叔母が、橋の名付け人だそうだ。

「ご家族はみなさん文学がお好きだったんですか?」と聞くと、いやいや、と兄弟は首を振った。

そんな余裕はなかった。幼い頃から、家族総出で仕事を手伝うのが当たり前だった。

「タバコの手伝いはきつかった」と公一さんが言う。タバコの葉を摘みとった後、乾燥させてから一枚一枚葉脈を取りはずす作業をすると、手が真っ黒になるらしい。

家の裏手に回ると、一本の道があった。前方には木々が生い茂り、その間をいくつかの家々が並んでいる。

「むかし、はやしだった。ここはのうどうでせまかった。くびつりじさつ。きもだめしではしった」

めずらしく、文字盤で長く話す公一さんに驚いた。

以前このあたりで自殺があって、その話をもとにみんなできもだめしをしてたんですか？

聞くと、いたずらっ子に戻ったようにニヤリと笑って、まぶたを二回閉じる。

「今オレンジのやねのいえがあるところ、むかしはスナックだった」

思い出が、ポンポンと蘇るのだろう。懐かしい故郷の風景のなかにのんびりたたずみ、饒舌になる公一さんは、普段よりもずっとリラックスしているように見えた。

「でも、ここをいつか出て行こうって思っていましたか？」聞いてみると、公一さんはまぶたを閉じて「ちゅうがくせいから」と答えた。

昔からこの子だけは特別やった

「昔からこの子は違う」「賢かった」と香川で会った人たちは、口を揃えて〝公ちゃん〟の優秀さをたたえる。亡き長兄の妻恵美子さんは、結婚後しばらく公一さんたち兄弟と一緒に暮らしていた。

「兄弟五人、みんな親が違ったりして遠慮することもあったんやろうね。みんなおとなしくて働きものやったよ。やんちゃで天真爛漫なんは、末っ子の和則さんだけかなあ」

そんななかでも、公一さんの賢さは群を抜いていたと言う。

「あんまりしゃべらん子でな。みんなが意見を言いよるのを、じっと聞いとったね。最後にぽつん、と何か言うんだけど、それがまた正しいの。一言がいつも本当のことをついとるんよ。頭がよかったことは、確かやね」

誰よりも〝賢かった〟と家族や親戚が認めるほど勉強ができた若き公一さんは、学業に励み、高校までを故郷で過ごした後、東京の大学に進んでいる。農業を継ぐのが当たり前だった時代。長男は高校まで進んだが、次男三男は中学卒業とともに一人は岡山に養子に、一人は大阪に働きに出た。弟の和則さんは地元の農業高校に進み、家業を継いだ。

母方のいとこ、遠山紀子さんは家族が公一さんにかけていた期待をこう語る。

「確かに、あの兄弟たちのなかで一番優秀だったと思いますね。出しゃばるタイプではないけれど、自分のやりたいことは必ずやる人よ。お母さんの須磨子さんが『公ちゃんは政治家になるくらい賢い！』って思っていてね。いつか東京に行って、世の中のために働く人になるって思っていたみたい」

紀子さんの父親は地元の校長先生で、母親は「いちはし」を名付けた短歌の先生だ。

小・中・高校時代を共に過ごした桑島（小西）百合子さん、永山（八木）俶さんや浪人時代を励ましあったという久保賢二さん、家族ぐるみで親しくしていた松木正美さんが、短い滞在中に、公一さんに一目会おうと駆けつけてくれた。

彼らはみんな、車椅子で呼吸器につながれた公一さんの姿に動じることもなく、「公ちゃん、変わらない」と笑い、思い出話に花を咲かせた。

学生ヘルパーが文字盤を読むスピードが追いつかないほどに、話がはずむ。「公ちゃんは物静かだけど、勉強ができて、誰もが一目を置いていた」「保守的な香川の人っぽくない。自分をしっかり持った人」「昔から説得力がすごくある」「でしゃばらないけど人をまとめるリーダータイプ」などとみなが口を揃えた。現在の公一さんとどこか通じるものがある気がした。

そんな公一さんをつくったのは両親の存在だったというのも共通する意見だった。母の須磨子さんは料理上手で、おせちを毎年何十人分もこしらえては配り歩いたり、近所の人たちを招いたり、もてなすのが好きだったという。父の栄さんは寡黙で農業一筋だったが、みなに慕われてとにかく誰にでもやさしい人、地域の世話人だった。誰にでも分け隔てなく親切にし、収穫した野菜や米を配っていたらしい。

一族の期待を背負って上京した〝賢い公ちゃん〟の突然の病気の告白に、誰もがショックを受けただろう。「原因も一切わからない。なんで兄貴がってな。もっともっと東京で仕事もやって、がんばれたやろうに、病気にやられてしまった」と、家の庭で弟の和則さんは悔しそうにつぶやいた。その悔しさは親戚中が抱いただろう。旧友たちも同じだった。

旧友の一人が持ってきてくれた中学校の卒業アルバムを開くと、そこには剣道着を着た公一さんの姿があった。真剣にカメラを見つめる若き公一さんには確かに面影がある。彼が思い描いていた未来は、今いるところとは多分違っていただろう。でも、公一さんのあり方が、その頃も今も変わらないのは家族や友人たちの様子を見ていれば伝わってきた。

「公ちゃんはずっと笑ってた。いつもニコニコしてみんなを見ていた。今もこうして笑ってくれるじゃない。だからすごくうれしいの。私のほうが元気をもらいました」幼馴染の永山さんはそう言って涙ぐんだ。

「私らでは考えられん強さがある。今も世の中に役に立つような仕事もしてね。本当にすごいと思う」と叔母は幼かった少年が病に負けず立派になった姿をたたえ、いとこは公一さんが成しとげようとしていることを、しっかりと見届けようとしている。

「昔から一つの思いをつらぬける人だなあって今となると思うの。学生に教えたり、看護・介護する側の人に指導をする立場になったり、ＡＬＳの方たちがつながる輪っかの要になれている人だと思う。須磨子さんが、リーダーになれると信じていたように、人を引っ張れる人だなって思いますよ」


何度も〝兄ちゃん〟の様子を見にきて、隣であれこれ世話を焼こうとする和則さんの姿からは、小さいときからやさしく優秀だった兄のことを慕う気持ちがにじみでていた。公一さんが、「誰かのために」自分の力を使いたいという深い欲求を持っていること、その欲求がどんな状況においても公一さんを突き動かしていること。取材をしながら何度も感じた、「どうしてこんなに強くいられるんだろう」という問いへの答えが、香川には詰まっていた。

〝チーム佐々木〟という家族の形

旅行は、広島の原爆記念館に寄りたいという公一さんの希望をかなえるため、三泊四日の行程が組まれていた。移動は、事業所で使っている介護用のリフトがついた八人乗りの車で行った。車椅子のまま車体後部から公一さんが乗りこみ、節子さん、三人の学生ヘルパー（小松冴子さん、石塚大也さん、島田茜さん）が座席に詰める。さらに大量の荷物を公一さんの周りにぎゅうぎゅう詰めにしての大移動だった。

ヘルパーたちは交代で夜勤と日勤に分かれる。とはいえ、旅先では予期しないことも起きるので、全員で公一さんを見守りながら途切れることなく介護の手を動かしている状態だった。

移動をしながら、介護をするのは本当に大変だ。公一さんと歩いていると、大きな電動車椅子が人混みを避けて通れる道も、段差を完全に避けて通れる道もまだまだ少ないのを実感する。そんななか何度も止まって体位変換をしたり、吸引をしたり、胃ろうから経管栄養食を入れたりする。プライバシーも必要なスペースもほとんどない。車の乗りおりひとつとっても、十分な広さの駐車場がなければすぐに人だかりや交通渋滞が巻きおこった。

長年運転手として働いている髙橋幸夫さん、湯田喜介さんは今回も、土地勘のない道をものともせず、少しのスペースに車を止めて、今だ！　とばかりに公一さんと大量の荷物をバンに乗せはじめた。

慣れないうえに、ろくに何も手伝えない私は焦ってしまったが、〝チーム佐々木〟のメンバーは誰一人慌てることなく、淡々と自分がやるべきことを見つけて体を動かしていく。素早く、けれども公一さんの安全を第一に考え、テキパキと介護作業をこなす仕事ぶりに目を見張るばかりだった。


四国に向かう瀬戸大橋に差しかかったとき、夕日が瀬戸内の海と島々を黄金に照らしていた。自分では横が向けない公一さんの首を動かしながら、「ほら、きれいだよ！」と節子さんが幸せそうな笑顔を見せる。公一さんもじっと懐かしい四国の夕焼けを見ている。

私のすぐ後ろには、体を冷やさないようにと室内用のブーツと毛布に包まれた公一さんの足がある。せっせと公一さんのマッサージをする学生がいる。夜勤に備えてうたた寝している学生もいる。はじめて見る瀬戸内海に運転席と補助席でほがらかにもみじ饅頭を分けあいながら、交代で長距離運転を続ける七〇代の男性たちがいる。それぞれが思い思いに過ごしている車内は、どこかちゃぶ台を囲む家族の居間のようだった。

スマートフォンを取り出して、夫妻にカメラをむけると「あらやだ」と言いながら、二人は満面の笑みを見せてくれた。

日々生活をしていると、「協力する」「分かちあう」「支えあう」そんな言葉は、どこか空々しい理想の言葉のように感じてしまうことがある。

しかし、目の前で繰りひろげられているのは、確かに誰かが誰かのために協力し、分かちあい、支えあっている生きた人たちの姿だった。

故郷香川の空気のなかで、リラックスして笑顔をたくさん見せていた公一さんとともにいると、家族は私たちの想像よりも大きな流れでうごめいている思いの集まりのように感じた。周りに集まってくる人たちが、佐々木公一さんについて語ってくれたことは、みんな少しずつ違っていて、少しずつ共通していた。そして一人ひとりが、互いに共鳴しあっていた。

川遊びをし、牛を引き、タバコの葉を乾燥させ、学問の楽しさに目覚め、家族や友だちを大切にしながら自分を育てていった公一さんの成長する姿が、映画のようにイメージとなって流れていく。今では肉親にとどまらない大きな家族が自分の人生を生きながら、彼を支えている。

そして、ＡＬＳになり、たくさんの悔しさや涙を超えて人に支えられ、今、目の前にいる「公ちゃん」が、車椅子の上から多くの人たちを励ましつづけているという事実に、私はただ圧倒された。

対談

ALS患者の道のりと未来

佐々木公一

武藤将胤

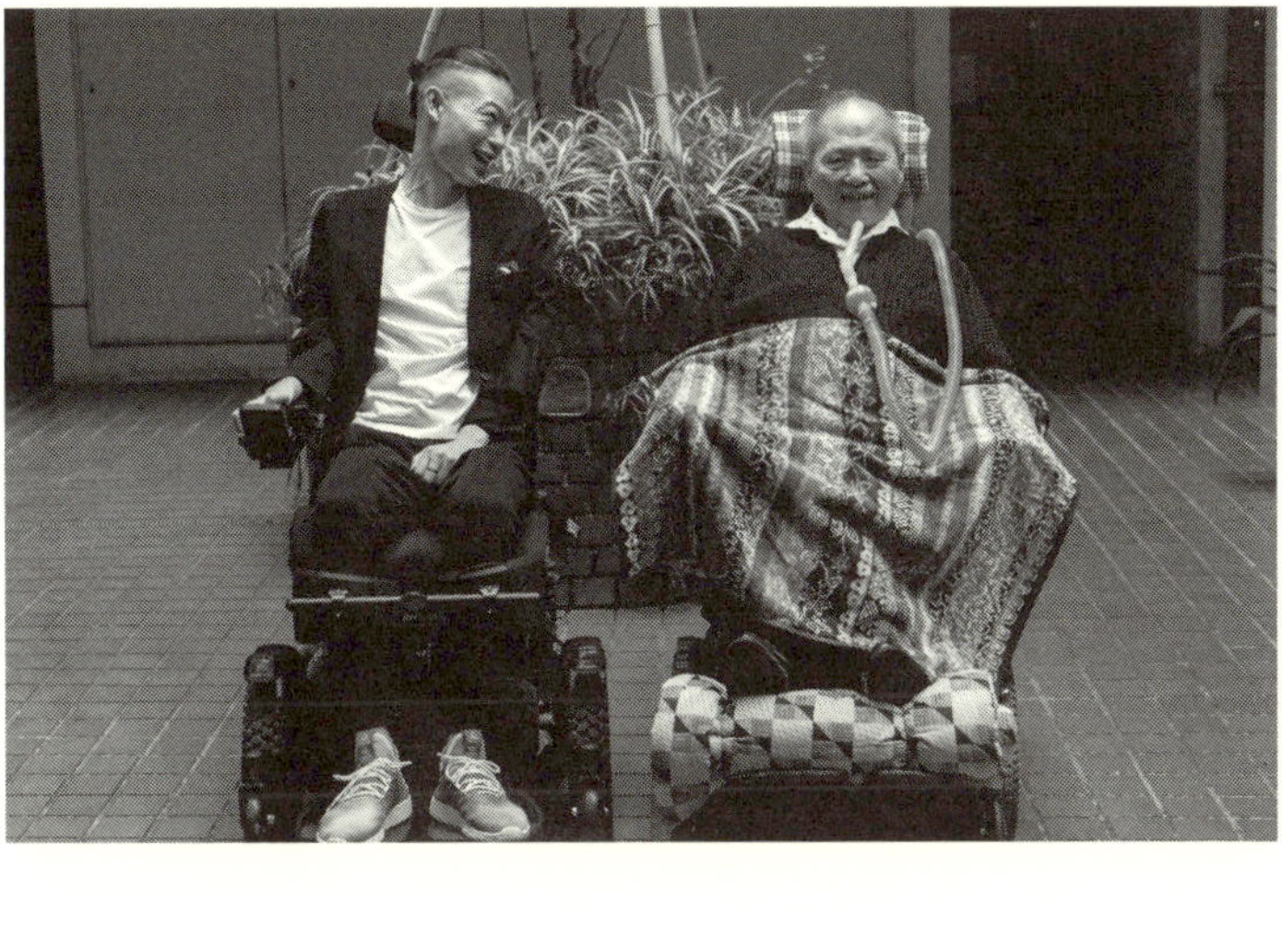

二〇一八年一〇月一五日、佐々木公一さんと同じくＡＬＳ患者である武藤将胤《むとうまさたね》さんとの対談が行われた。

武藤さんは、一九八六年生まれ。四年前、二七歳という若さでＡＬＳを発症する。大手広告代理店で仕事に励み、人生を謳歌していた二〇代男性を突如襲ったＡＬＳだったが、武藤さんはその後間もなく「ＡＬＳと共に生きる」ことを決意。一般社団法人「ＷＩＴＨ　ＡＬＳ」を立ちあげ、代表理事に就任する。湧き上がるアイディアとさまざまな最先端のテクノロジーを駆使し、ＡＬＳ患者としての可能性を世の中に発信しつづけている。著書に『KEEP MOVING 限界を作らない生き方』（誠文堂新光社）がある。

インターネットや最新テクノロジーを使った武藤さんのＡＬＳとの闘い方や活動は、佐々木さんのものとは異なる。それでも、ＡＬＳという同じ病に、自分なりのやり方でつきあい、そこから新しい未来をつくろうとする姿勢は、どこか共通するものがあると感じた。ＡＬＳ患者を取りまく状況は今後どのようにに変化していくのか。未来に向かって、今世代を超えて何が伝えられるのか。ＡＬＳ克服を信じ、社会に働きかけるお二人に対談をお願いすることになった。

事前の質問の交換を経て、当日は武藤さんは自らの発話で、公一さんは文面での回答および、筆者や妻節子さんの代弁という形をとっている。

場所は都内にある武藤さんの事務所。快く迎えいれてくれた武藤さんと、佐々木さんの二台の大きな電動車椅子が、事務所のスペースをほぼ占領しての対談となった。

コミュニケーションの進化と普遍性

司会（玉居子、以下——） 初対面のお二人は年齢も世代も、発症前に関わっていた仕事もまったく異なりますが、ＡＬＳへの向きあい方には共通したものがあるのではないかと考えています。ＡＬＳへの思い、社会に伝えたいことなど伺えたらと思っております。

武藤将胤さん（以下、武藤） 佐々木さん、本日は、遠いところわざわざお越しくださって ありがとうございました。お会いできて光栄です。

佐々木公一さん（以下、佐々木） 私もとても楽しみにして来ました。まず、武藤さんはテクノロジーを使っていろいろなコミュニケーション方法をとっていらっしゃると聞きましたが、どのような方法があるか詳しく教えてもらえますか？

武藤 はい、僕は、今はまだ自分の声で対話ができています。少しずつ発話がしづらくなり、聞き取りづらいこともあるかと思いますが……。今、コミュニケーションツールとして活用しているテクノロジーは二つで、一つはＪＩＮＳさんと共同開発・研究してつくったこのメガネを使ったアプリです。視線の動きをメガネを通じてスマートフォンに信号を送り、アプリを通して音楽をかけたり映像を流したりできるというものです。これは意志伝達のためというより、僕にとっては表現活動に使っています。このメガネを使って、音楽や映像を流すＤＪやＶＪ活動というのをやっているのです。

（注：目の動きに応じて発生する微弱な電気をセンサーが察知し、まばたきや視線の動きに応じて電子機器に操作指令が出せる「ＪＩＮＳ ＭＥＭＥ」というメガネ型デバイス。これを使って、武藤さんは「ＥＹＥ ＶＤＪ」という音楽イベント活動を行なっている）

佐々木チーム一同　へぇえ、すごいですね！

武藤　（笑）。もう一つは、「トビー」という視線入力装置です。パソコンにつなぐと、視線の指す場所にカーソルが動き、そのままコンピュータ操作ができます。慣れるまでは練習が必要ですが、シ

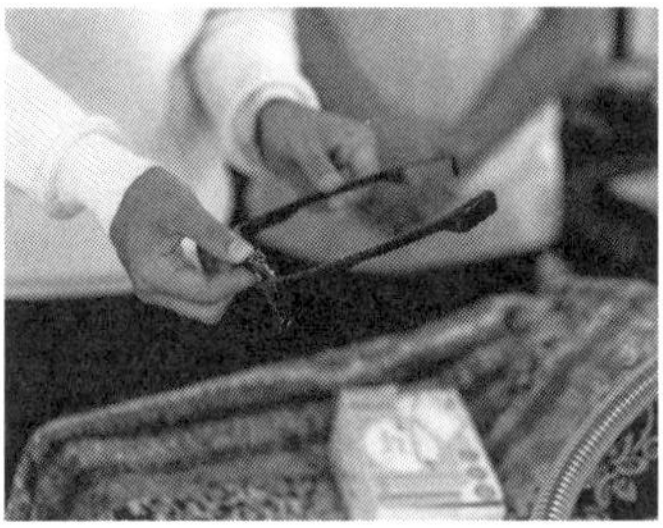

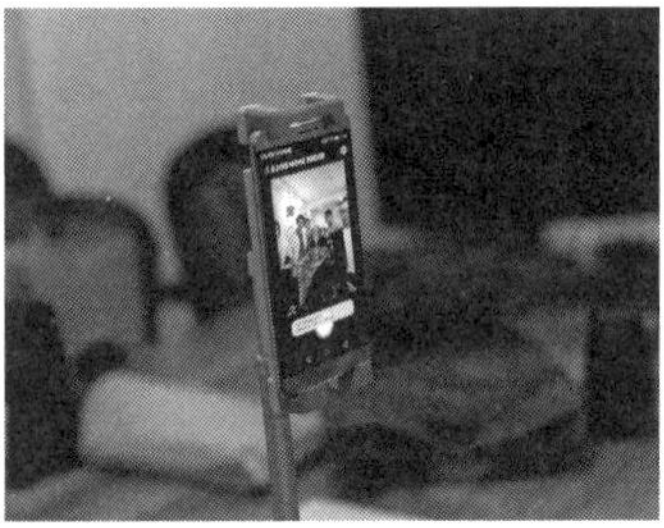

ンプルな動作にしぼってあるので使い勝手はいいです。佐々木さんも「ＪＩＮＳ ＭＥＭＥ」と「トビー」を体験してみますか？　視線でカーソルが動かせます。写真機能につないで……。まばたきをすればシャッターが押せますよ。

佐々木　（カシャリ）

武藤　お上手です。さすが勘がいいですね。写真、よく撮れてますね。

――本当に佐々木さんが発症された二三年前とは、さまざまなことが異なっていますよね。佐々木さんはセンサーを頬で動かして一文字ずつ入力していらっしゃいます。

佐々木　大学院に通っていたとき、論文を書くのがすごく大変でした。学校講演の準備にもすごく時間がかかります。考えるとき、本を読むときにメモを取ることもできないのは悔しい。私はヘルパーさんに、本に折り目をつけてもらってそれを打ちこんでもらい、そこから考えるようにしていました。武藤さんはどうですか？

武藤　不便さはよくわかります。同じ気持ちです。プロジェクトを考えたり、発表したりする際、本当は私も細かく図式化してアイディアをまとめたいと思いながらできません。最初はすごく困っていたんですが、なるべく頭のなかで整理をして、ポイントとなる短い文言だけをキーワードとして入力するよう方法を変えました。図式で伝えたかったことを一言で表すとどうなるか、と考えるようにしていますね。これは僕自身が広告会社で働いていた経験がとても役に立っています。

佐々木　著書に書かれていた、群馬県の中学校での講演内容はまさにそれですね。すごくわかりやすかったです。共感しました。

（注：中学生にむけて、「好きなこと」から「どう夢を持つか」を五つのステップで紹介されたレジュメのこと）

武藤　ありがとうございます。でも、本当にもどかしさはあります。僕もこの先気管切開手術を考えているので、コミュニケーションは、ALS患者にとって生きていく鍵だと思っています。ハイテクな機械を使った意思疎通だけでなく、ローテクな口文字や透明文字盤も少しずつ練習しています。やはりローテク、ハイテクの掛けあわせが安心できるのではないかと思っています。

ＡＬＳの治療薬、研究への期待

佐々木　ご著書を拝読しました。お母様と一緒にさまざまな東洋医学にも挑戦されて、上海まで行かれたんですよね。

武藤　上海のＡＬＳの権威と言われる先生のところに伺って、大量の漢方薬を処方されました。朝鮮人参が丸ごと入っていたり、よくわからない葉っぱがあったり……飲むのが大変でした。

佐々木　私も漢方は飲みました。蚕《かいこ》のつくったまゆ玉とか、ハチ、サメ、カニ、プロポリス、いろいろ飲みました。ビワの葉を使ったマッサージを受けたり、京都まで通って金棒でマッサージを受けたり……。

武藤　あ、ビワも金棒も、僕もやりました（笑）。いろいろありますよね。だから、あるときから僕は、東洋医学に挑戦するときは三ヶ月間試してみて、体の変化がありそうだなという体感があるものだけ続けて、変化がないなというものはやめるようにルールを決めました。西洋医学ではどうですか？　佐々木さんが、今後、期待されているＡＬＳの治療薬、研究はありますか？

佐々木　私は進行を遅らせる薬「リルテック」もまだ日本の医療で保険適用になる前に、韓国から取りよせて使用していました。日本でも処方されるようになり、現在も使用しています。当時、吸引の回数が少なくなりました。ただ、正直、ＡＬＳを発症した一九九六年以来、数多くの研究報道に一喜一憂してきました。東大の「ヒトゲノム解析センター」長（当時）の中村祐輔教授が行なったALS患者の血液を集めて遺伝子を解明しようという取りくみに私も参加しましたが、残念ながら、まだALSの治癒そのものには至っていませんね。報道のありかたも問題があるように感じています。

武藤　そうですね、佐々木さんがおっしゃるように、僕もALS治療薬や研究についての報道が最近増えているのを受けて、一喜一憂していました。やはり時間との戦いという部分が大きいですよね。僕は今、iPS細胞にはすごく期待を持って注目してますが、じゃあ、果たしてその治療がいつ受けられるのか、と。疑心暗鬼の部分はあります。

節子　しかし、武藤さんは発症から四年経っても、これだけしっかり話せていらっしゃるというのはすばらしいですね。進行を遅らせる薬「ラジカット」は使っていらっしゃいますか？

武藤　はい。ありがたいことに、これまでを振りかえってみると、僕は二つのことに恵まれたなと思っています。一つは「ラジカット」の効果ですね。二つ目は、講演やラジオのパーソナリティをやらせてもらえることで、自分の言葉で話したり人に思いを伝えたいという思いを持ちつづけられたことです。それが今も、こうやってしゃべる機能が残っていることにつながっていると思います。もし、僕がふさぎこんで話さなくなっていれば、もっと早く話せる力を失っていたんじゃないかと。

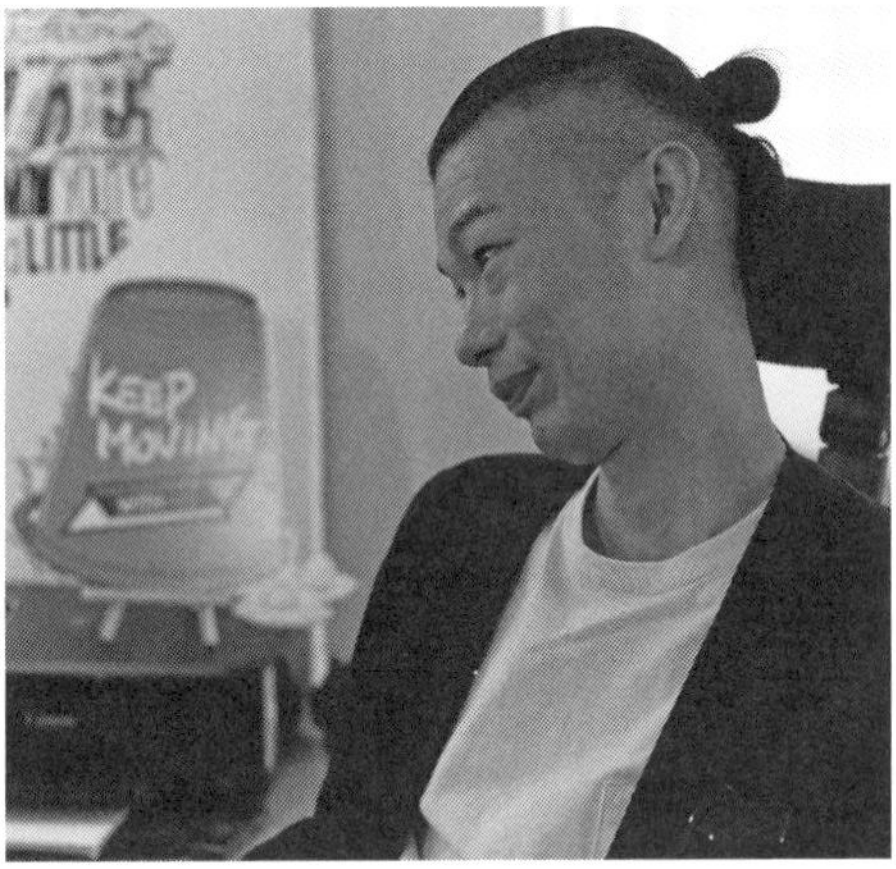

佐々木　本当にそうですね。リハビリとあきらめないことは大切です。私がこれまでみてきて感じることですが、進行が遅い患者さんには特徴があると感じています。一つは生きがいを持って社会活動をしていること。もう一つはやはり毎日、手足を動かす努力（リハビリ）をしていること。後は、栄養に気を配り、食べる努力をしたり、胃ろうからでも充分な栄養をとっていること。最後は、生きることへの希望を持っていることだと思います。

節子　口にコットンをくわえているのも、表情を失わないためのリハビリなんです。

武藤　佐々木さんが笑顔をつくってくださるので、僕もすごくコミュニケーションを取りやすい。安心します。僕もそういう努力、好きです。

呼吸器をつけて生きること

佐々木　ＡＬＳ患者で、呼吸器をつけて生き

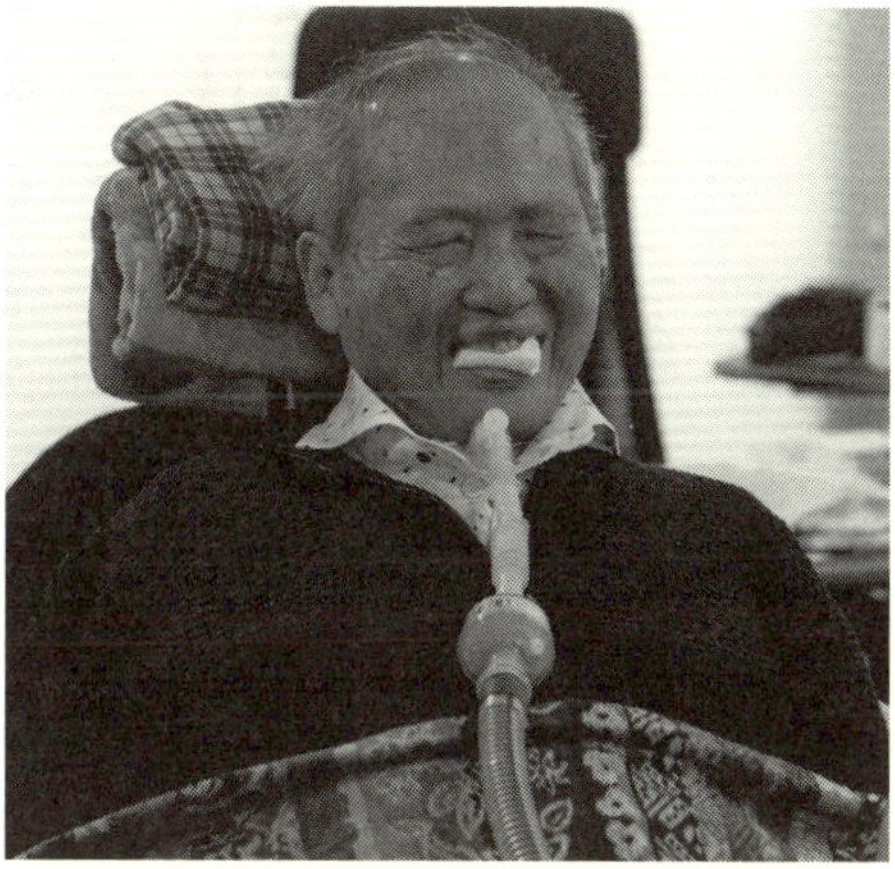

ることを選ぶ人が日本では三割と言われています。武藤さんは呼吸器をつけ、挑戦しつづけることをすでに決めていらっしゃいますよね。そのことについてご意見をお聞かせください。

武藤　僕は発症四年目ですが、今、まさに先生方と相談をしながら比較的近い時期での手術が話に出ています。具体的な時期については、僕自身のＡＬＳの進行の状況と変化を見ながら決めていくところではあります。佐々木さんにぜひ伺いたかったのですが、気管切開手術をする前に何かこれだけは準備しておいたほうがいい、ということはありますか？

佐々木　納得して手術に挑むことでしょうか。私の場合、気持ちの統一ができなかったことが失敗の原因でした。手術内容と時期とに、もやもやした気持ちを残したままで挑んでしまい、結果、何度も再手術をして苦しい思いをし、落ちこみもしました。武藤さんが、「一点の曇りない」状態で手術日を迎えられることを祈っています。

武藤　ありがとうございます。実は、僕も最初は主治医から、二〇一八年の一月にやったほうがいいんじゃないかというお話を受けていたんです。でも僕はそのタイミングがどうしても早すぎるんじゃないかと思う部分があって……。それで今に至っています。だから佐々木さんがおっしゃってくださったように、自分が納得できるタイミングで先生方と決めていきたいなという思いが強いですね。

佐々木　あとは、難しいですが周囲とのコミュニケーションを中心にマニュアルをつくっておくのもオススメです。あとで書き換えればいいのですから、わかる範囲で。

——佐々木さんはいつも、介護する人と介護される人が同じ価値観を持っていることが、介護を心地よいものにする、とおっしゃっていますね。

武藤　そうですよね。周囲とはいろんな意味でのコミュニケーションが必要になってきますよね。僕も、介護者、看護師、医師を含めたチームをつくっていくことで、佐々木さんのように共通の価値観を持てるように学んでいきたいなと思っています。佐々木さんのような先輩から直接言っていただくとすごく納得できました。背中を押していただきました。いいチームの方々はすごく強い絆がある気がして。僕たちもそういう先輩方に習っていきたいですね。

節子　呼吸器をつけていても、視線さえ動かせなくなる「完全閉じ込め状態」ロックドイン・シンドロームになったらどうするか、ということを聞かれることがあります。そうなったら呼吸器を外してするというか。植物化死なせてくれ、と答える患者さんは多いんです。佐々木はね、もしそういう状態になったらただ寝かせといてくれと言うんです。殺さないでただ寝かせておいてくれと。やがて医療が進歩して、治る薬ができるかもしれない。起きなさいと神様が言う時期が来る、そのときに起こしてくれって。

武藤　ああ、お気持ちわかります。僕も、きっとそう言うと思います。

節子　佐々木はそう表現したんだけど、武藤さんはそこを「テクノロジーの力で意思疎通を図りたい！」っておっしゃっているでしょう。ご著書を読んで、そこがすごく違うなって思いました。そういうふうにさっと思えなかったけれど、武藤さんのような人の力と時代がそういう可能性を押しあげているんだなって思いましたね。

武藤　僕はＡＬＳになってから、先輩方に本当にたくさんのことを教えていただいてきました。佐々木さんもそうです。だったら逆に若い年齢で発症した僕が、皆さんに貢献できることは何かなと考えました。答えはテクノロジーだったんです。もし少しでも有効なテクノロジーが使えるようになれば、ＡＬＳ患者の可能性が広がるなって。僕が貢献したい分野の一つがテクノロジーなんです。

ＡＬＳ患者として社会にインパクトを与えたい

佐々木　武藤さんのことをすごいと驚くのは、

ALSを医師に告知され、帰りの新幹線ですでに「ALS啓蒙活動」への決意をされ、行動を開始されたことです。私がそんな気持ちになったのは、告知入院の半月後、日本ALS協会役員からALSのことや情勢を学び、東京都支部づくりを依頼されてからでしたから。武藤さんのお母さんの、「暗い穴に小さな炎を差し伸べて、可能性をさぐる子」「彼の周りに必要な人材が集まってくる」という言葉に納得します。

武藤　ありがとうございます。ALSになって、僕一人の力だけでは何も完結することができなくなった分、人の手を借りてコラボレーションしながら目標を形づくっていくということが増えています。そのときに、身体的な機能を補うものを開発するのですが、健常者の方もボーダーレスな体験をして、補完するだけではなく拡張した体験をつくっていることを大切にやっています。たとえば、視線入力装置の開発もそうですが、実はこれゲームをする人にも人気になって、そうすると流通が増えて一気に価格が下がったんです。一般の人の間にも使い手が増えれば、結果的に世の中に商品が流通しやすくなるので、結果として本当に必要としている人にも届きやすくなる、と考えています。

――武藤さんは、体が動かしにくくても簡単におしゃれに着れる洋服ブランド「○一」を立ちあげたり、次世代型電動車椅子「WHILL（ウィル）」を介護保険適用外の患者さんにむけてレンタルシェアをするサービスを行ったり、ということもされていますね。

武藤　はい、僕は今三一歳なんですが、四〇歳未満の若年ＡＬＳ患者には介護保険が適用されないんです。そこでインターネットでご協力を呼びかけてクラウドファンディングというシステムでお金を集めて、電動車椅子のカーシェアという形で若いＡＬＳ患者さんにＷＨＩＬＬを使ってもらっています。ＡＬＳは進行が早いので、自分にあった車椅子を使える期間も限られていますよね。買うよりもみんなが大切に乗り継いでいこうという文化をつくれないかと思いました。

――制度が簡単に利用できるわけじゃないからこそ、変えていかなくてはいけない。方法は違えど、社会に働きかける姿は佐々木さんと共通するものがありますね。

武藤　佐々木さんは、ご自身で重度訪問介護事業所をお持ちですよね。僕自身も、昨今の介護人材不足の課題に対して、立ちあげを準備しているんです。僕が暮らしている港区には重度訪問介護事業所が少ないので、区の体制づくりという意味でも、我々も取りくみたいと思っています（※）。

佐々木　うちは府中市で、一四年前に介護事業所を立ちあげました。ヘルパー派遣と、デイサービス、障害者の相談支援、重度訪問介護の研修講座など五つの事業を小さいけれど行っています。ヘルパー派遣事業は最も大きくて、ＡＬＳ患者の利用者は自分を入れて八名です。

武藤　研修事業もされているんですね！　利用者さんでまだ声が出るＡＬＳ患者さんはいらっしゃいますか？

佐々木　いないです。二四時間ケアが必要になって依頼がきます。

武藤　そうですよね……。

佐々木　武藤さんは現在、行政からのヘルパー介護の派遣時間数はどれくらいおりていますか？　現在私は六七四時間もらって、一日二二時間ヘルパーの訪問介護を受け、保険が利用できています。でもここまで来るのに一〇年以上かかりました。

武藤　今ちょうど、区と交渉をしていて判定を待っている最中ですが、現時点では二八二時間です。一日八~九時間のサポートですね。でも、家族や周囲の負担を考えると、合計七四二時間の二四時間の介護が必要です。これを目指して交渉をずっと続けています。港区は二四時間介護の過去の事例があまりないので、交渉は難航していますが……。

佐々木　そうですね。都内でも格差が激しいです。地区によってまるで対応が異なります。夜は家族が看るべきだと、夜勤が認められない地区もあります。

武藤　ええ、ありますね。過去にすでに交渉された方がいて、実績がある地域は申請が通りやすいですね。ないところは本当に時間がかかるというのは身をもって感じています。でも、各自の患者がつくっていかないと実績も生まれない、そのエリアが安心して暮らせる場所にならないので、なんとか実績をつくりたいと動いています。

佐々木　一七年前にヘルパーに呼吸器の吸引

を認めさせるための署名運動をしたときも、同じように大変でした。でも生きるために絶対に必要だという切実で正当な目標があって、当事者が決意と意志を持って動けば、必ず周囲に人が集まってきて実現します。成功するときは独特の風があります。不可欠なのは本人が必死になり、先頭に立つことですね。

ALSになっても人間の本質は変わらない

――周囲を巻きこみながら、不可能と思えることを可能にしていく、お二人にはそんな共通点があると思っています。お二人とも、幼い頃はあまり目立ちたがり屋じゃなかったけれど、途中でリーダーシップをとる方向に開花された、という印象もあります。

佐々木　著書のなかに、軽井沢でご家族が集まったときにみんなの前で歌を歌ったことが自信につながったというくだりがありましたね（笑）。私は、大学一年、学生運動で「学友の皆さん！」と足を震わせて叫んだときから、人生が変わっていきました。演説したり、交渉したりする楽しさに目覚めていきましたね。

武藤　僕は小さいうちは自分を表現することを遠慮していた気がします。でも本当は、子どもの頃からこだわりが強かったし、物事を考えることも好きだった。根底で流れていた性格というのはあまり変わっていないんじゃないかな、と思います。

――ALSになってからも、その前も、お二人とも、お二人らしさは変わっていらっしゃらない。

武藤　それはきっと変わらないですよね。ＡＬＳ患者である前に一人の人間。佐々木さんは佐々木さん、武藤は武藤なので、一人の人間性としては変わらないと思います。

佐々木　最近の研究でも、病気の有無で人間の本質が変わらないということは言われています。とても大切な心の部分は残っていますよね。どんな困難があっても、気持ちだけは前向きに、どう乗りこえられるかな、と脳トレーニングをやっている感じです。

武藤　僕もそうです。逆に、ＡＬＳになったことで自分の使命や目的が定まった感じがあります。ＡＬＳや障害を持つ方のほうだけを向くのではなく、健常者との垣根を超える助けをするのが自分の使命かなと今は考えています。そういう目的が定まったのもＡＬＳ患者さん、障害を持つ患者さんと出会うことができたからだと思います。

佐々木　すばらしいです。ヘルパーや支援してくれる人との関係もそうですね。心地よい関係を築くには働きやすい場所をつくることが大切で、そこを見失わないようにしないといけないと思っています。それがそのままＡＬＳ患者を支えるケアにもつながってきます。

武藤　そういうことなんですね。今日はいろいろと勉強になりました。

佐々木　私もです。ありがとうございました。

※武藤さん率いる団体「ＷＩＴＨ　ＡＬＳ」では、二〇一九年一月より重度訪問介護事業所「ＷＩＴＨ　ＹＯＵ」のサービスを展開している。

看護・福祉
学生との対話

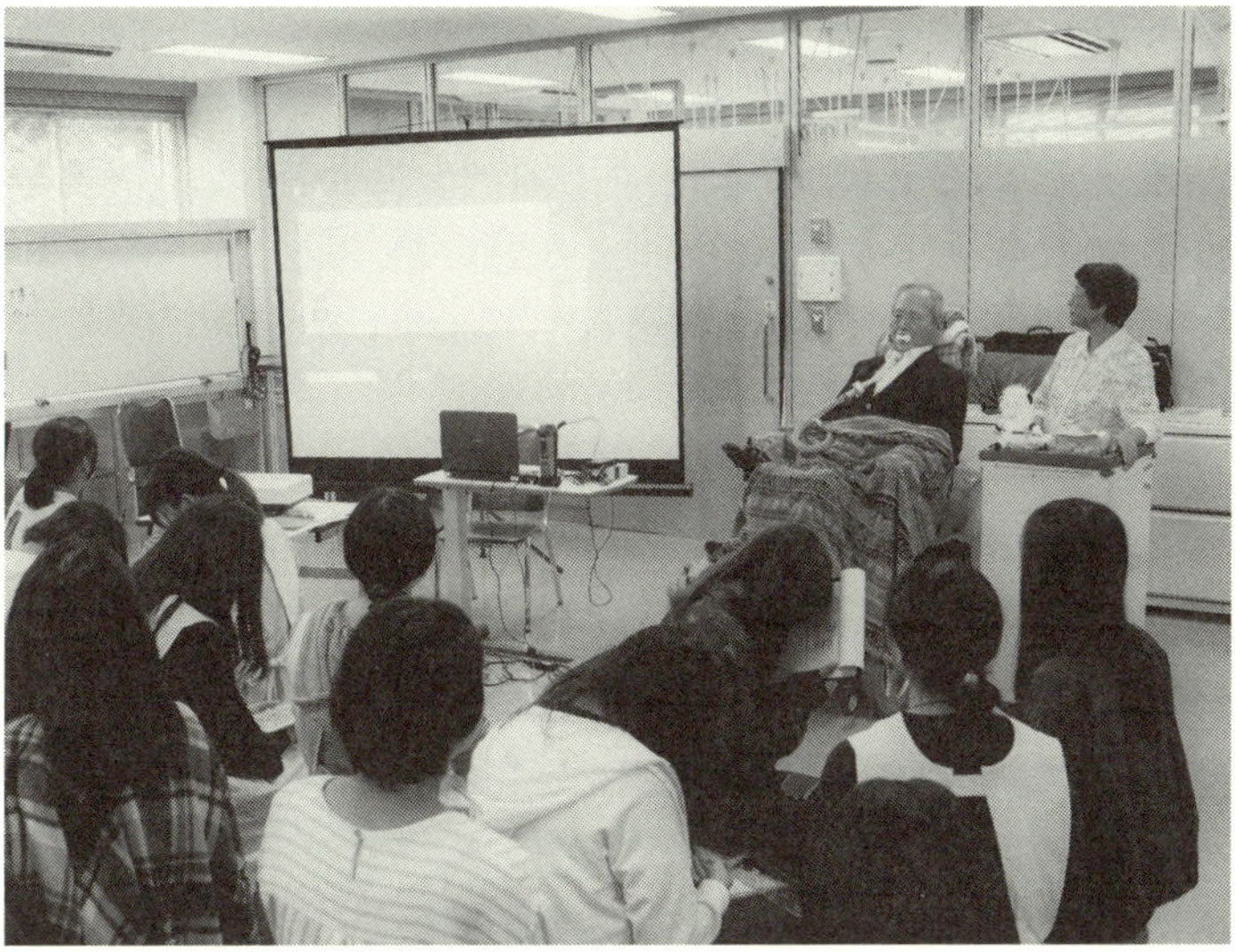

ここに記載されたＱ＆Ａは、看護・福祉の大学・専門学校での講演の準備として学生から受けた質問に、公一さんが答えたものの一部である。学生の率直な質問と、その回答から、ＡＬＳ患者としてのリアルな日常や、公一さんの考え方が浮き彫りになってくる。

Q　ＡＬＳと診断されたときの気持ちと、今の気持ちにどのような変化がありましたか？

――気持ちは大きく変化しました。病気になる前は、仕事上での困難や相談ごとに対して、「なんとかなる。なんとかする」が私の信条でした。ところが病気になってからは「流れに身を任す。けれども諦めない」という少し情けない状況に変わりました。

発症後はさまざまな苦難、苦労を経過しているのですが、大学院での修士課程を終了し、福島第一原発事故以来８年続けている福島応援募金活動、10回を超える福島訪問などを経験して、「なんとかなる。なんとかする」に戻っています。ＡＬＳは初めは憎い敵、戦いの相手だったのが、つきあいの相手に変わり、今は研究の対象でもあります。

Q　今、一番大切にしていることはなんですか？

――約束を守ることです。人との約束ももちろんですが、自分との約束も守ります。

Q　今の一番の楽しみはなんですか？

――自分の企画したことが実現し、発展することです。「どうすればいいか？」をいつも考えています。息子と同じ本を読み、感想を言い、息子が書いた論文を読み、軽く批評することも楽しいです。孫ができ家族の集まりが増えたことや、わが家での食事会など、楽しみはいろいろあります。ボランティア、野球観戦、集会に行くことなど、人と交わり、人に学べる機会を持つことです。

Q 徐々に動けなくなっていく恐怖感を どのように克服してこられたのでしょうか？

――これはＡＬＳ患者全員に深刻な問題です。昨日できたことが今日できなくなった悲しみ、今日できることが明日できなくなるかもしれない恐怖に日々苦しめられ、おびえさせられる病気です。そして、人工呼吸器をつけるかつけないか（つけなければ３～５年後に確実に死ぬ）と問いつづけられ、さらにケア体制、医療的ケア問題などを乗りこえてきたＡＬＳ患者の命は厳しいものです。ぜひ知ってほしいです。

Q 身のまわりのことができないことを、どう考えていますか？

――もちろんあれもできないこれもできないと悔やんでばかりでした。ケアしてくれるみなさんへの感謝の日々です。けれども、こんなふうにも考えます。人は誰でも等しく一定の割合で平等に罹患するのだから、自分の役割を探そう、と。そういう考えにだんだんなってきました。

ねむの木学園の宮城まり子園長は「神様はね。あなたなら頑張れると思ってあなたのところに病気を持ってきたのよ」と言いました。そんな気分です。「佐々木さんはたたかうためにＡＬＳになったんですか？」と何回か質問されたことがありました。不本意ながら、まんざらでもありません。

Q 日常生活を送るうえであったらいいなと思うものは ありますか？

――パソコンの高さや傾きを、スイッチ一つで変えられる装置。車椅子の高さや向きを、スイッチ一つで変えられる装置。補聴器くらいの大きさの人工呼吸器。思ったことが言葉になる装置などです。

Q　呼吸器を装着するのはどのような感じですか？痛くないですか？

――はじめはもちろん痛かったし、窮屈でした。しかし、当時は肺活量がどんどん落ちていて苦しかったのが、呼吸器をつけると、空気が飛び込んできました。「あっ、がんばらなくても空気が吸える」これが気管切開手術後、麻酔から覚めての実感でした。

Q　吸引をされているときはどのような感じですか？

――最初の頃は喉が引っ張られるほど痛かったです。今ではすっかり慣れました。多少痛いことがあっても、痰が取れて爽快になるので我慢できます。もちろん通常は痛みはありません。

Q　死にたいと思ったことはありましたか？

――死のうと思ったことはありません。死ぬのかと思ったことは数度ありました。発症の翌年、餅を喉に詰まらせたときは、人はこんなに簡単に死ぬのかと思いました。あるときは妻が呼吸器を付け忘れて約10分（妻は、３分だとい言いますが)。今、死んじゃ困ると思いました。

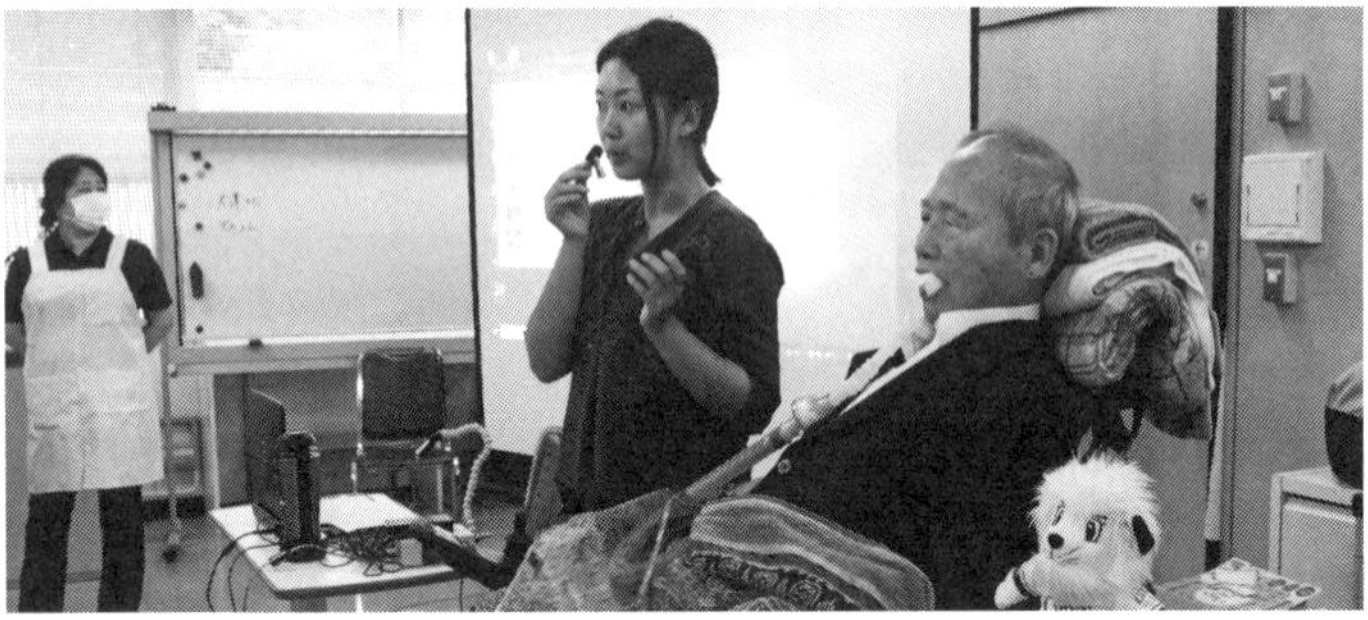

Q　自分も病気なのに、ほかの患者さんを思いやれる気持ちは、どこから湧いてくるのですか？　私でしたら、自分が大変なときは、相手のことを考えられる余裕はないと思います。

――人は理不尽な事件や事故に遭ったら、再び同じ不幸がほかの人たちには起こらないようにと考え、行動すると思います。人間はそれほどすばらしい存在だと思います。私は、ほかのＡＬＳ患者に、ＡＬＳでも生きられること、人工呼吸器をつければほぼ普通に生きられること、工夫してがんばればなんでもできることを、なんとか伝えようとしています。

Q　絶望から今に至るまで、どんな気持ちの変化がありましたか？

――幸福度＋充実度で振りかえってみます。発症前を「100」とすると、告知の頃は「20」。「なぜ私が？」と悩みつづけました。その後、連続して大怪我が続いた頃は「０」、息子とキャッチボールもできないのかと、涙が止まらなくなって困ったことが何度もありました。

「希望の会」「わの会」づくりに邁進する頃が「60」。初めて自らの体験を人前で語った頃が「70」、気管切開手術の失敗による合計四度の手術と予定の三倍の入院により身も心も打ち砕 かれて「０」。

手術後在宅に戻って活動を再開してからが「50～80」。大学院受験勉強の頃が「100」。大学院生時代が「120～140」。さらに福島応援On Song活動をはじめた頃は「160」。

2014年11月、胆嚢炎から十二指腸潰瘍になり、生死の境をさまよった頃が「０」。その後回復に向かい、また活動を再開できた現在が「140」くらいと感じています。このように三度「０」に陥り、いったりきたりしました。でも、その都度立ち直ることができました。

Q　幸福度がなぜ発症前を上回ることがあるのですか？ ＡＬＳ患者の役割はなんだと思いますか？

――ＡＬＳ患者には「失う役割、残る役割、新しい役割」がある。これは、新潟大学隅田好美教授（現大阪府立大学大学院教授）と私の共同研究で得た結論です。

私は今、ＡＬＳ患者の役割の変化に「蘇る役割」を加えようと思います。たとえば発症前を振りかえると、仕事での役割が全てでした。発症後はそれを失いましたが、現在もがんばれている源は、この失った役割を取りもどせたからです。患者仲間の要求を集め、人をまとめ実現する活動を続けてきました。これは「失う役割」から蘇ったものです。

ＡＬＳがもたらすいくつもの苦難の後に、それを昇華させ、再び役割を取りもどせたからこそ、私の幸福度が「160」にまで上がったと感じられるのだと思います。

Q　介護者にどういうケアを望んでいますか？

――介護とは、相手の要望にやさしく応えそれを実現すること。介護とは、相手に対する集中力。介護とは、相手との対話。介護とは、相手とのふれあい、学びあい。介護とは、相手への思いやり。介護とは、相手の立場にたって考えること。介護とは、相手と同じ体験ができるように努力すること。介護とは、相手と一緒に介護の学習をして改善をめざすこと。介護とは、相手の利用できる制度を研究し、利用の拡大をめざすこと。介護とは、相手をふくむすべての障害者の療養環境改善に努力すること。このことを一緒に考えてほしいです。

Q　どうやってＡＬＳを受けいれたのですか？

――私は障害を受けいれる、受容するということはないと思っています。あるとすれば何らかの価値観の転換だろうと思います。相当に悩んで考えて、教科書などの「受容論（キューブラー・ロスなどの段階論）」とは別に、私が到達した受容論は次のようなものです。ぜひ一緒に考えてください。

1．受容しきるということはありえない。どこかで自分との折り合いをつけている、いわば前向きの開き直りのような状態である。
2．「受容」への経過は単純ではない。いったりきたりもどったりするものである。患者の数だけ経過があり患者の数だけ「受容」の物語がある。
3．「受容（する）」の主語は「私」。似た言葉に、「感謝」、「感動」、「反省」等があるが、それぞれ自分がするもので、させられてはたまらない。「受容」を語るとき、つねに注意を払わなければならない。
4．受容は本人がどう思うか、という主観的問題であるから、外から持ちこむことは不可能である。だからケアは、患者自身がつくりだす必要がある。

私の場合、告知後呼吸器をつけて生きる道を選択し、私なりにＡＬＳを受容する方向を向いていたと思っていましたが、気管切開手術を前に承諾書への印が押せず泣き崩れてしまいました。その後、手術の失敗もあり絶望の淵に追いやられている自分を知ることになりました。

それでも退院後、家族とともに在宅療養に入り、家での介護体制が構築されるにつれて、私はまた生きる力を取りもどしてきたように思います。

Q 大学院生活はどんな感じでしたか？ 大学院に行ってみて大変だったことは？

――大学院での講義は先生は一人で学生は二人でしたから、まるでマンツーマンの授業でした。付き添いの妻も意見を求められていました。「もっと早く社会福祉の勉強をしておけばよかった」と少し後悔もしました。何しろ研究の相手は、60兆個の細胞を持つ、宇宙よりも天体よりも複雑な人間です。生と老化の途上で傷ついた人々や一人では生きていけない人々に寄り添う意味を学ぶのですから。

それに修士論文の苦労は並大抵ではありませんでした。ちょっと計算する、ちょっと図に書いてみるということができず困りました。ちょっとメモを取る、ちょっと本を見る、ちょっと参考資料に当たってみることができたらどんなにいいだろうと悔しい思いをしました。関係項目があの本のあの辺りに書いてあるはずだと恨めしく思いながら、約50冊の本と約120の論文を読みました。みなさんが自由に本が読めて、メモを取ることができることが私はうらやましくてたまりません。

Q 一生、病いと付きあうために必要なことはなんですか？

――気楽でいることだと思います。「流れに身をまかす。けれどもあきらめない」「それならばできることからはじめよう！」そして「がんばりすぎずあきらめず」です。

Q 毎日の楽しさとつらさ、比率は何対何ですか？

――楽しさが９、つらさは１です。

Q　日々の生活を支えてくれるご家族についてどう思われていますか？　自分は負担になっていると思いますか？

——家族は必要不可欠かつ最強の応援団です。感謝しています。患者が立ち直る最初のきっかけは多くの場合「家族役割の回復」です。家族への賞賛メッセージはたくさん寄せられます。ただ、家族の介護が無償でいいのだろうかと考えています。医療介護制度の充実と、そこに関わる人々への処遇の改善無しに、患者が生きることはできません。

Q　もし佐々木さんに奥さんやお子さんがいなかったら、人工呼吸器をつけたり、大学院に進学したり、NPOを立ち上げるなどの決断は変わっていたと思いますか？

——変化はあったにしても、生き方の根本は、変わらないと思います。７名のＡＬＳ患者を訪問調査し、「人はどんな状況になっても本質は変わらない」と実感しています。

Q　タイムスリップをするとしたら過去と未来、どちらに行きたいですか？

——もちろん未来です。

Q　なぜ、そんなにポジティブに生きられるのですか？

——人間には本来的人の、また社会の役に立ちたいという本能があります。ですから、助けられてばかりでいることから、どんな小さなことでもいいから助ける側にまわることで、その人の人生は一変するに違いありません。そのように私はがんばってきました。がんばりの源と思えるものは、家族をはじめとする応援の力です。

Q　前向きに生き続けるために必要なことは、何だと思いますか？

――二つあります。ひとつは「治りたい、治したい」という自然な気持ちを忘れてはいけないこと。こんな病気を治せない理不尽さへの怒り、やるせなさを飲みこまないこと。もう一つは、治療薬、治療法開発への希望を発信しつづけることです。ほかの難病患者へも思いを馳せながら、難病を取りまく動きに対する関心を持ちつづけ、必要な行動を取りつづけることです。

Q　ＡＬＳになってよかったと思えることはありますか？

――病気になり、障害者になって改めて気づくことのひとつが、人間のやさしさの発見です。道を譲ってくれる人、助け起こしてくれる人、さまざまに手伝ってくれる人、たくさんの励ましや援助……なかでも同病の方や障害者の集まりでの助けあいの場面には、深い感動を覚えます。

もうひとつは、重度の障害を抱える当事者として、やさしさの連鎖を少しでもつくれているのかなと思えることです。重い障害者は、日常生活のすべてを人の介護、介助に頼らなければ生きていけません。介助者になる理由はどのようなものであれ、多くの人びとが障害者の生活に関わるようになる。そしてそれぞれの道筋から人間の痛みに対する協力者となっていく。介護、介助の世界では強さや競争でなく「やさしさ」の価値観が優先される。やさしさにはやさしさが対応し、新たなやさしさ、より深い豊かなやさしさを広げていく。つまりやさしさの連鎖が生まれ広がっていく。そのことを、身をもってつかみとれたことが幸せであり、よかったことです。

Q 佐々木さんは、目標をもって自分で何がしたいかを決めることで、前向きに生きているのでしょうか？

——目的、目標をもつと世界が変わります。そのうえで目標に期限（「節」や「テンポ」と私は読んでいます）をつけると、「あと何日！あと何時間！」という力が湧いてきます。風景が変わります。可能性が広がります。「あと何秒、あと何点」と勝ち抜いた卓球、テニス、バドミントン、レスリングなど、リオオリンピックの選手たちの勝利の瞬間が浮かびます。

「達成感、満足感を得れば得るほど、次の目標へのモチベーションは上がる」と、あのイチロー選手も言っています。

Q 佐々木さんにとって「生きる力」とはなんですか？私は自分が何のために生きているかわからなくなることがあります。

——私にとって生きるとは、可能性に挑戦することです。誰でも無限の資質（可能性）を持っています。それらは働きかけなければ一生眠ったままになります。

アインシュタインが悔しそうに「残念だ。私は能力の10％も使っていない」とつぶやいたそうです。挑戦することで私の中に眠っていた資質を能力に変えることができます。現在の私はいわゆる四肢麻痺状態ですが、「おや、こんなこともできるのか」と思うことがよくあります。

マズローは「自己実現とは、才能・能力・可能性の使用と開発である」と言っています。もし迷ったら「何のために生きるのか」でなく「誰のために生きるのか」と考え直してみてください。

本書刊行に寄せて

佐々木公一
佐々木節子

このところよく思い出すシーンがあります。ALSを発症して二年目に、私の故郷香川にある津田の松原という景勝地を親子三人で訪れたときのことです。瀬戸内海に面した湾に穏やかな砂浜がひろがり、一キロほども松林が続きます。子どものころ近所の子と一緒に海水浴に行ったところです。その砂浜に注ぎ込んでいる川の河口付近に「願い橋・叶え橋」と名付けられた橋が架かっています。行くときは願いを込めながら渡りきり、戻りは願いがかなうことを念じながら帰ってくると、いつかその願いがかなうという云われがあるのです。

当時私はまだ呼吸器はつけていませんでしたが、歩行はかなり困難になっていて、車椅子での移動になっていました。妻と息子と私、三人の願いはひとつです。しかし、幼い息子と妻の力をあわせただけでは、砂浜に阻まれた車椅子を橋に近づけることはできませんでした。そのとき私たちをおおった無念さと無力感……。

翌年、私の症状はさらにすすみ、体の不自由さは増すばかりでしたが、それを補うヘルパーさんの支援体制が徐々につくられていきます。私たちはヘルパーさんとともに再びその地を訪れ、一年越しで「願い橋・叶え橋」を往復することができたのです。

支えてくださる方々がいれば生きていける――私たちの原点になった、大事な思い出のひとつです。

私は今幸いにして、信頼できる医療チームと、ほぼ二四時間三六五日、傾聴と共感をもって親身に寄り添ってくれる介護チームのおかげで、ただ命をつなぐだけでなく、ある意味では発症前より高い幸福度を感じています。

弱い立場の人を助けたい、差別や不正がはびこる世の中を変えたい。自分の生きる意味をそのように思い定めたのは、学生時代でした。仕事の選択も含め、その目的に重ね合わせた生き方をしたいと考えました。それから今日まで、自分ではほぼそのように生きてきたつもりです。いや、たくさんの方々のおかげで、生きさせてもらったというのが事実です。だからこそいっそう強く願うのです。同じＡＬＳ患者の方々に生きつづけてほしいと。ともに生きたいと。そのための条件を拡大する活動に、私は残りの人生を尽くしきりたい。

私の大学院入学がニュースになって、町田市内の小学校から特別授業に招かれました。五年生のクラスです。

「（前略）みんなで歌を歌っていた時、佐々木さんはうれしそうに笑っていました。私はその笑っている顔を見たらなきそうになりました。私は佐々木さんをたすけてあげたいと思いました。しょうらい人だすけのできる仕事がしたいと思いました。佐々木さんにあえて本当によかったです」

子どもたちから送られてきた感想文の束は、大事な宝物になっています。

また、ある若いＡＬＳの患者が、私の大学院合格の顛末を知って、自分の志望する大学院に掛けあい、同じような受験体制をとってもらって、みごと合格したというお便りをいただいたことがあります。本書の対談で出会った武藤将胤さんは、先輩世代に学びながら二四時間の介護体制をつくりあげるために奮闘中だと仰っておられました。私も先輩に学んで生きる希望をつかみました。発症から一〇年くらいたった頃、私は、やさしさにはやさしさが呼応して「やさしさの連鎖」が生みだされる、ということを実感しました。今、「希望の連鎖」ということを感じています。

玉居子さんの原稿と江連さんの写真は、明日に向けて私の心を新たにしてくれました。ありがとうございます。

これまでに出会い、関わりあい、今、私の命と人生そして家族を支え、生きる喜びを与えてくださっているすべての方々に、一人ひとりお名前をあげて心からの感謝とお礼を申し上げたい気持ちです。ありがとうございます。

最後にこの場をお借りして、お礼を伝えたい人がいます。

物心両面で私たちを支えつづけてくれている故郷の弟夫婦へ、いつもありがとう！

そして子どもたち、ありがとう！　妻よ、ほんとうにありがとう！　これからもよろしくお願いします。

（佐々木公一）

佐々木が大学院を卒業したころから、学校講演が年に一〇校を超えるようになり、そのために書き溜めた資料も増え、学生からの感想文も段ボール箱で三つを超える財産になっていました。何か形にしたいと思い、佐々木の学生時代からの友人で、『やさしさの連鎖―難病ＡＬＳと生きる』の出版を手掛けていただいたひとなる書房の名古屋さんに相談しました。名古屋さんはそれならばと玉居子さんを紹介してくださいました。そこから約一年、玉居子さんと佐々木の二人三脚がはじまりました。

今年の一月、玉居子さんより手渡された第一稿は、二〇〇ページを超える大作になりつつありました。どんなふうだろうと、ドキドキしながら読みはじめ、時々涙で立ちどまりながらも一気に読み終えることができました。直後、なんとも言えない感動と共に突き上げてきたものはただただ感謝でした。

振り返ってみると、はじめてお会いした時の玉居子さんの印象は、物静かな楚々とした雰囲気で、にこにこしながら「うん、うん」と私たちの話を聞いてくださいました。そんな玉居子さんにほだされ、この年になってもまだ自己主張が強い私も佐々木もすっかり打ち解けて、自分たちを赤裸々に語ることができたのだと思います。

その日から今日まで玉居子さんは、数えきれないほど我が家や関係する方々のもとに足を運んで取材を重ねられました。昨年夏には広島の原爆資料館から佐々木の故郷香川の実家まで、〝チーム佐々木〟に同行していただきました。佐々木の幼馴染の方々とのこと、親戚の方々や弟のことも、佐々木が抱いている故郷とそこに居る方々への思いを、玉居子さんが十分に読みとってくださったことは、とてもうれしいことでした。

発症して一〇年ほど経ったころから、私も佐々木もALS人生を共に歩んできたことが、これまでより豊かな人生をお互いに育むことができているのではないかと感じはじめていました。それからさらに十数年を経た今日、発症の頃にはとても思い描くことのできなかった、彩りある佐々木との生活があります。

エピソードがあります。五年ほど前のこと、私が中国旅行に行く日と息子がアメリカに行く日が一日違いで予定され、佐々木は息子と同じ日に福島支援でいわき市に行くという。はてどうなるかと思いましたが、それぞれ段取りができて、三人とも計画を変えずに実行することができました。この時、私たち家族一人ひとりの生活が、ALSに邪魔されることなく成り立っていることを実感することができました。

これまでに支えていただいた訪問看護師さんは四ヶ所から四〇人ほど、ヘルパーさんは二年から四年間の学生アルバイトを含めて二五〇人を超えます。マッサージも入浴も外出時の運転も車椅子のメンテナンスやベットの福祉用具もパソコンも。ケアマネージャー、保健所、府中市も。すべてが人の手によって親身に支えられている佐々木の命です。府中診療所の先生と看護師さんには、在宅になってから二〇年、欠かすことなく月二回往診していただいています。関わりあっていただいたすべての人々にこの場をお借りして改めて深く感謝し、心から御礼申し上げます。

私たち夫婦も七〇代に差しかかりました。

この度、玉居子さんのお取りはからいで、武藤将胤さんとの対談をさせていただいたことは、世界が広がる新鮮なよろこびでした。こころよく応じてくださった武藤さんとスタッフの方々には、改めてお礼を申し上げます。

ALSを生きる武藤さんたち若者が、この先最新のテクノロジーを駆使して、これまで思い描くことのできなかった世界を創りだしてくださることでしょう。佐々木は九〇歳まで生きたいと言います。その頃大いにテクノロジーに助けられていることでしょう。もしかしてALSの治療方法が確かなものになっているかもしれません。私はALS患者、家族や障害を抱えた友人たち、そして看護師やヘルパーとして関わっていただいた方々とホームをつくり、そこで楽しく愉快な暮らしを重ねていきたいものだと、思いをめぐらせています。

この本のタイトルの提案があった時、佐々木は「気恥ずかしい」と言って照れていました。私は「そうね」と言いつつ、告知され、周囲から色彩が失われてしまった頃を思いだし、「今は、こんなふうに……」と言葉を継ごうとした瞬間、どっと涙がこみ上げてきてしまいました。

今回、出版に向けた準備段階で、佐々木の大学の友人でおられる小栗崇資さん及び学生ヘルパーの石塚大也さん、小松冴子さんには、本の方向性を決める相談や資料の整理などで、何度も時間を割いていただきました。また、名古屋さんにはその後も、私たちが混迷するたびに適切なアドバイスをいただきました。

著者玉居子泰子さん、写真家の江連麻紀さんはじめ、本書の出版にご協力・ご尽力いただきましたみなさまに重ねて御礼を申しあげて、つたない筆をおきます。

（佐々木節子）

＜参考文献＞

『はだかのいのち―障害児のこころ、人間のこころ』髙谷清　大月書店　1997年

『悪妻とのたたかい―神経難病ＡＬＳと共に』松本茂　静山社　1995年

『ＡＬＳ不動の身体と息する機械』立岩真也　医学書院　2004年

『閉じこめられた僕―難病ＡＬＳが教えてくれた生きる勇気』藤元健二　中央公論新社　2017年

「人工呼吸器非装着の筋萎縮性側索硬化症患者と家族の病の経験と生活―生活構造論・生活の資源の枠組みを用いて」田中恵美子、土屋葉、平野優子、大生定義（日本社会福祉学会『社会福祉学』第53巻第４号　2013年）

『逝かない身体―ＡＬＳ的日常を生きる』川口有美子　医学書院　2009年

『末期を超えて―ＡＬＳとすべての難病にかかわる人たちへ』川口有美子　青土社　2014年

『KEEP MOVING 限界を作らない生き方―27歳で難病ＡＬＳになった僕が挑戦し続ける理由』武藤将胤　誠文堂新光社　2018年

『こんな夜更けにバナナかよ―筋ジス・鹿野靖明とボランティアたち』渡辺一史　北海道新聞社　2003年

『見えなくても、きこえなくても。―光と音をもたない妻と育んだ絆』大平一枝　主婦と生活社　2006年

『安楽死を遂げるまで』宮下洋一　小学館　2017年

佐々木公一（ささき・こういち）profile
1947年香川県生まれ。現在、NPO法人わの会理事長　日本ＡＬＳ協会東京都支部副支部長　訪問看護ほっとステーション理事　福島応援Ｏｎ Ｓｏｎｇ代表
中央大学法学部卒業後、都内の出版社に入社。その後東京土建一般労働組合に就職。ＡＬＳ発症後1998年に退職。2007年東海大学大学院健康科学研究科入学、2009年修士課程終了。
著書に『やさしさの連鎖─難病ＡＬＳと生きる』（ひとなる書房）、編著に『生きる力』（「生きる力」編集委員会編 岩波書店）。
その他、「週刊／ＡＬＳ患者のひとりごと」／「介護通信」／修士論文「ＡＬＳ（筋萎縮性側索硬化症）療養者ができることを見いだすきっかけと促進要因」東海大学健康科学研究科修士論文」（2009年）などは以下に掲載。
http://www.arsvi.com/w/sk13.htm

★本書のテキストデータを提供します。
視覚障害、上肢障害などの理由で本書をお読みになれない方には、本書のテキストデータをご提供いたします。ご希望の方は、下記までお問合せください。

〒113−0033 東京都文京区本郷２−１７−１３
ひとなる書房テキストデータ係
電話　０３（３８１１）１３７２
ＦＡＸ０３（３８１１）１３８３
Email:hitonaru@alles.or.jp

玉居子泰子（たまいこ・やすこ）
フリーライター
1979年生まれ。東京外国語大学卒業後、早川書房に入社。翻訳書籍編集を経て、フリーの編集者、ライターに。
育児雑誌編集に携わり、妊娠・出産、子育て、仕事、福祉などをテーマに書籍・雑誌・webに執筆する。
連載に、東洋経済オンライン「家族会議のすすめ」、Wezzy「病いと子供と私」。その他、主な寄稿先に『婦人公論』『AERA』『AERA with Baby』『AERA with Kids』ウェブマガジン「日経DUAL」「JBPress」「soar」など。
HP「考えるha-ha」http://www.thinkinghaha.com

江連麻紀（えづれ・まき）
1980年生まれ。写真家
主な作品に『フォスター』（白井千晶著／写真江連麻紀　生活書院）などがある。
妊娠や出産の撮影、精神障害等を抱えた当事者の地域活動拠点「べてる」の人々の撮影、ダウン症のある人々とその家族、里親家庭・ファミリーホーム・養子縁組家庭の撮影など。

装幀・本文デザイン／やまだ みちひろ
組版／リュウズ

世界はまた彩りを取りもどす
難病ＡＬＳ患者佐々木公一が拓いた「普通に生きる」

2019年６月２日　初版発行

著　者　玉居子泰子
発行者　名古屋 研一

発行所　㈱ひとなる書房
東京都文京区本郷2-17-13
TEL 03（3811）1372
FAX 03（3811）1383
Email：hitonaru@alles.or.jp

印刷・製本中央精版印刷株式会社